Chinesische Medizin

für den Alltag

Christine Li

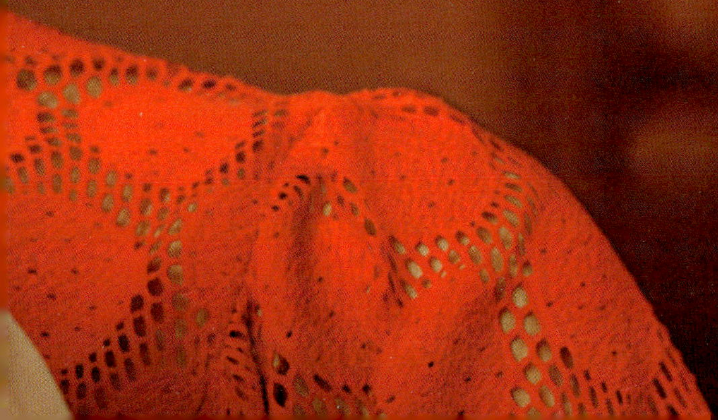

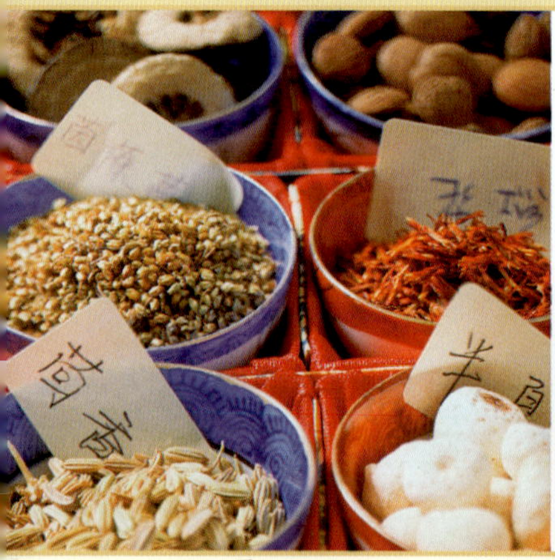
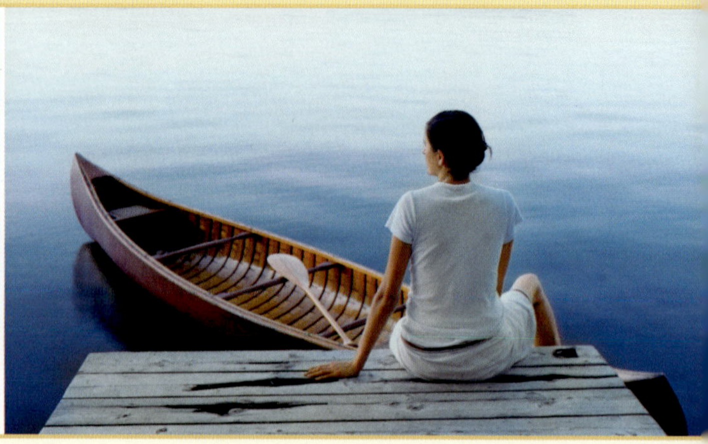

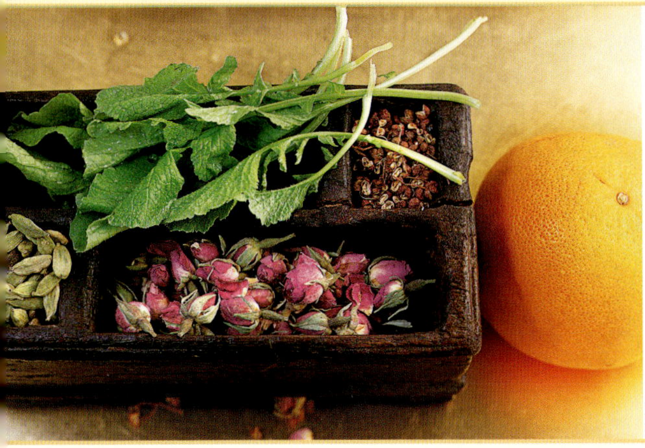

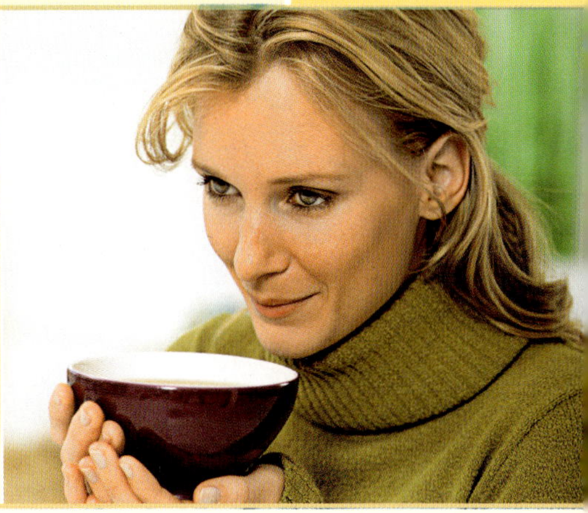

› SERVICE

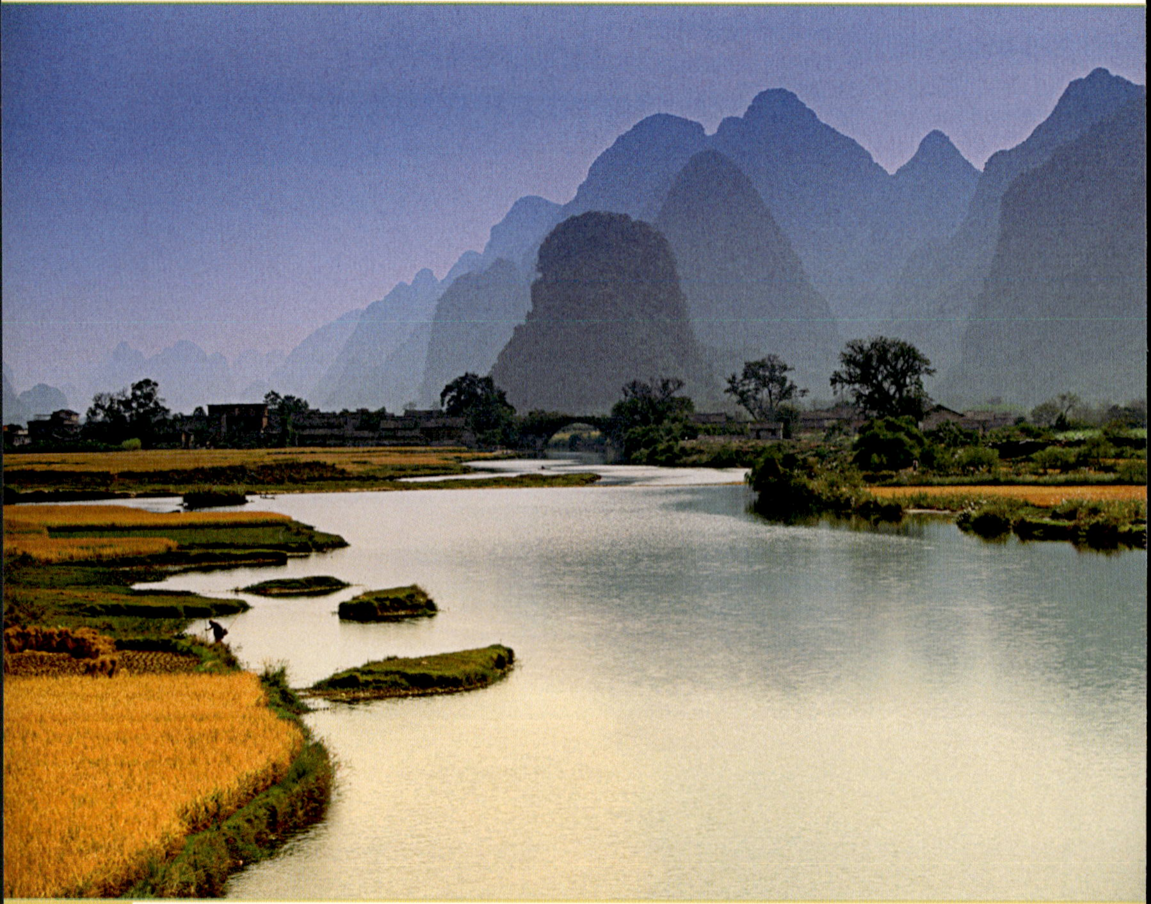

DIE AUTORIN

Christine Li studierte westliche Medizin und Chinakunde. Danach folgten fünf Jahre Studium der Kräuterheilkunde und Akupunktur als Stipendiatin an Hochschulen für Traditionelle Chinesische Medizin in Shanghai und Peking. Christine Li ist Schülerin berühmter chinesischer Meister und Lehrerin für chinesische Medizin. Seit über zehn Jahren ist sie in ihrer eigenen ärztlichen Praxis in Hamburg tätig, in der sie nur mit Chinesischer Medizin behandelt. Seit zwei Jahren arbeitet sie in der innovativen Spezialklinik Fleetinsel. Sie setzt sich dafür ein, dass die Chinesische Medizin, die ursprünglich eine Volksmedizin war, auch heute endlich wieder für alle Menschen zugänglich sein wird. Ausdruck dieses Engagements sind auch ihre auf sinnlicher Erfahrung beruhenden Kräuterkurse – und das vorliegende Buch.

Ein Wort zuvor

Dieses Buch will Ihnen dabei helfen, gesünder zu werden. Im Einführungsteil können Sie sich, wenn Sie mögen, von der gar nicht so fremdartigen Weltanschauung der Chinesischen Medizin inspirieren lassen. Im daran anschließenden Praxisteil finden Sie eine Vielzahl von Rezepten und Tipps zur Selbsthilfe, die ich im Laufe von fünf Jahren in China gesammelt habe. Während ich in China lebte, studierte und arbeitete, habe ich wo immer es ging nach interessanten Rezepten und Hausmitteln gefragt – auf Wanderungen durch Dörfer, eingeschneit im Gebirge, in staubigen Trödelläden, kurz: bei jeder Gelegenheit. Das Ergebnis halten Sie in den Händen.

Gesund zu werden ist eine lebenslange Aufgabe. Wir alle möchten uns frei und lebendig, einfach wohl fühlen. Doch in Wahrheit zwickt und zwackt es immer irgendwie. Kaum haben wir uns warm angezogen, ist uns schon wieder zu heiß. Kaum sind wir richtig bei der Arbeit, schon werden wir hungrig – und nach dem Essen dann todmüde. Haben wir endlich mal wieder Sport gemacht, schon plagt uns eine Zerrung oder Erkältung. So wie unsere Umwelt sich pausenlos ändert, wandeln auch wir uns in jedem Moment. Gesund sein heißt, bei diesen Veränderungen mitzukommen.

Mit Gelassenheit und Humor funktioniert das besser als mit komplizierten und freudlosen Diäten oder anderen quälenden Disziplinierungen und Gesundheitsübungen. Betrachten Sie das allmähliche Gesundwerden als ein Spiel und lachen Sie auch über Misserfolge. Wenn nach einer Woche tapferem Gemüseessen plötzlich eine ganze Tafel Schokolade dran glauben muss, sollte Sie das nicht bekümmern. Sorgen, Kummer, Selbstzweifel und Erschöpfung machen uns eher krank (oder auch dick!) als Schokolade. Das wussten Sie nicht? Dann schauen Sie mal in den Abschnitt »Erde«.

Die Chinesische Medizin lehrt uns, »in der Mitte« zu bleiben, das heißt, bei sich selbst. Finden Sie heraus, was Ihnen gut tut. Trauen Sie sich selbst mehr zu und lernen Sie, Fehler mit Gelassenheit, ja mit Dankbarkeit zu betrachten. Aus ihnen lernen Sie am meisten.

Ich wünsche Ihnen viel Freude mit diesem Buch!

Christine Li

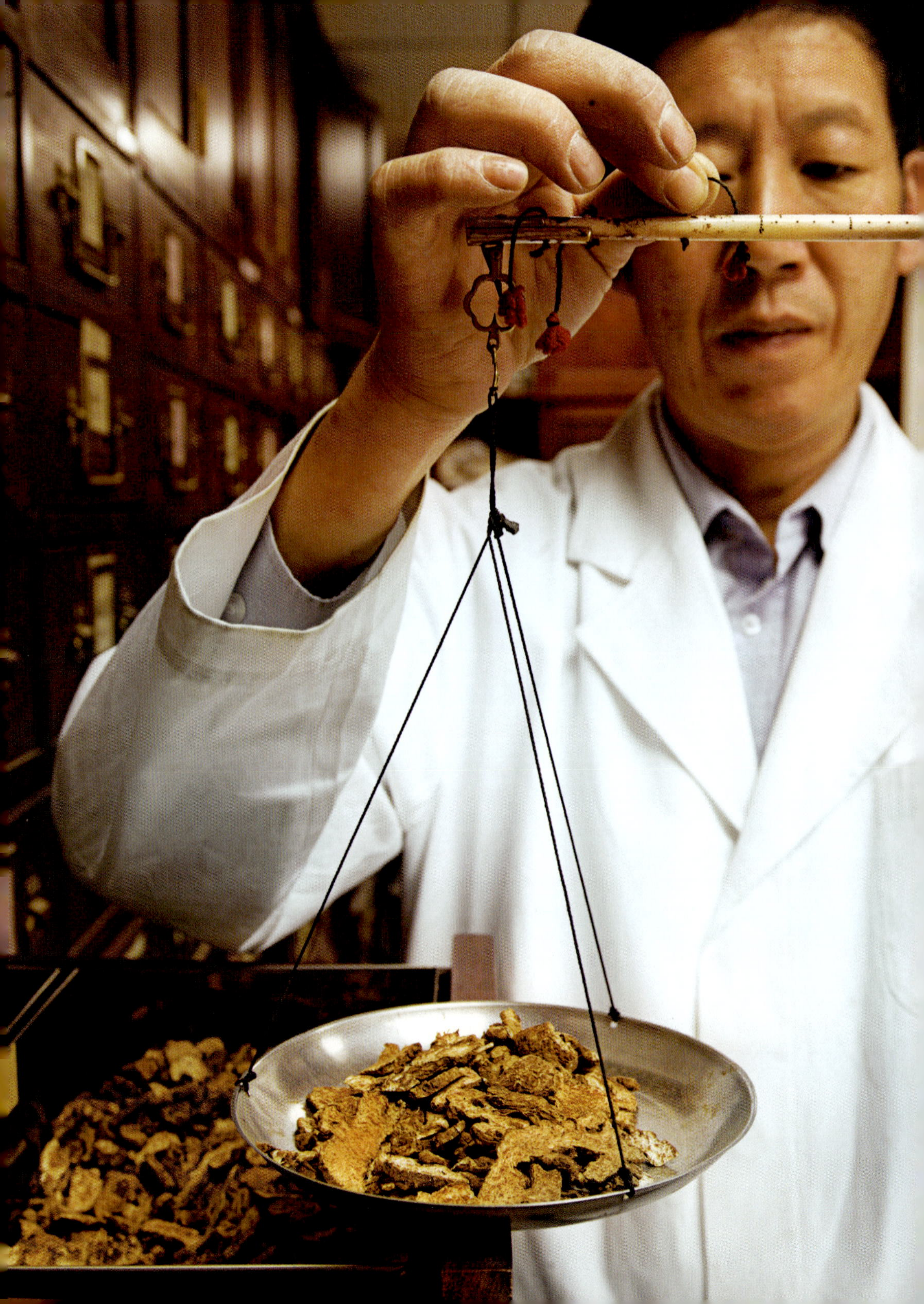

Die Grundlagen der Gesundheit

Wenn Sie möchten, können Sie im Praxisteil dieses Buches gleich mit den Rezepten loslegen. Noch interessanter und schöner wird die Anwendung der wunderbaren Hausmittel, wenn Sie sich auf den folgenden Seiten ein wenig in die geheimnisvollen Hintergründe der Chinesischen Medizin einweihen lassen. Keine Bange – so kompliziert, wie Sie vielleicht denken, ist das nicht.

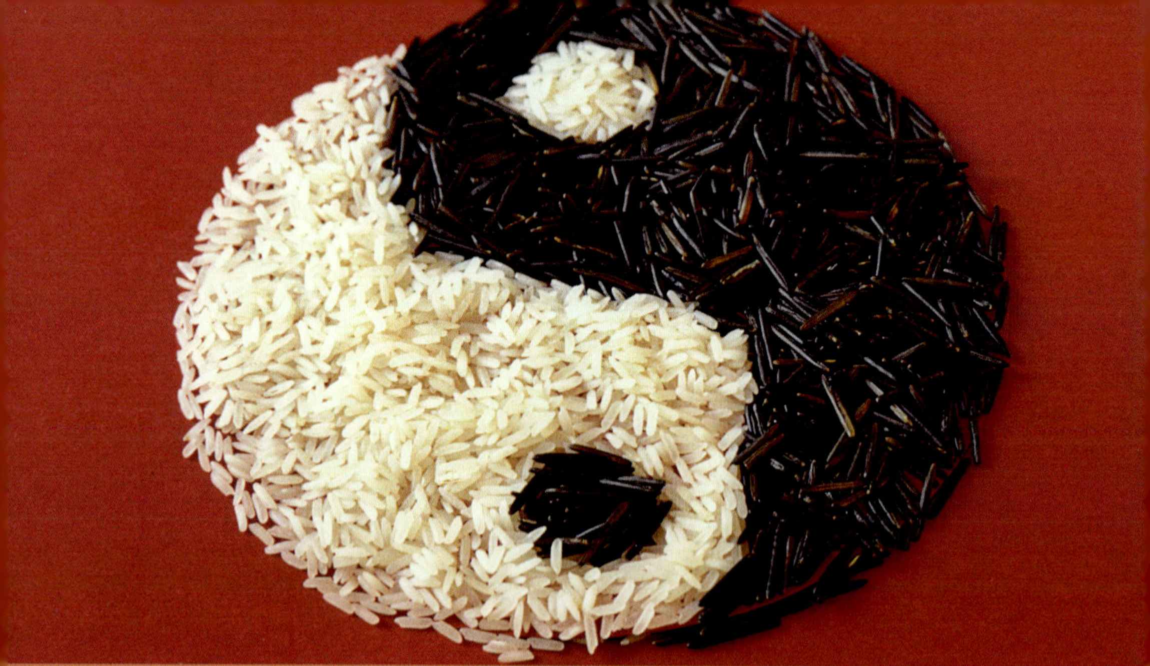

Dao: der inneren Stimme folgen

Wer geht schon gern zum Arzt oder zur Ärztin? Die Chinesen jedenfalls nicht. Auch nicht zum traditionellen. Da macht es ihnen schon viel mehr Spaß, sich und ihre Lieben mit einfachen Mitteln selbst zu kurieren. Obwohl ich selbst Ärztin bin, geht es mir auch so.

Die Heilwirkung der Chinesischen Medizin beruht auf tieferen Zusammenhängen, auf die ich in diesem Kapitel eingehen möchte. Alle Wesen und Dinge folgen ihrer inneren Stimme. Die Chinesen nennen dies »Dao« (sprich: Dau). Dao heißt »Weg«. Wenn wir auf unserem Weg bleiben und unserer inneren Stimme folgen, gibt es kein Richtig und kein Falsch, kein Gut und kein Böse. Dao bedeutet, dass wir selbst herausfinden müssen, was unsere Natur ist und was uns gut tut. Dies kann für jeden etwas anderes sein. In dem Maße, in dem wir erkennen, wer wir sind, werden wir immer gesünder. Störung und Krankheit entstehen dort, wo die Dinge nicht ihrem Dao folgen.

Yin und Yang

Yin und Yang sind in der »Lehre des Weges«, dem Daoismus, sehr wichtige Begriffe. Auch im Westen kennt heute wohl fast jeder das berühmte Zeichen, bei dem sich das Helle (Yang) und das Dunkle (Yin) in einem Kreis ineinander winden. In der Mitte der dunklen Fläche gibt es einen kleinen hellen Punkt: Hier entsteht inmitten der Dunkelheit erneut das Licht, so wie nach der Wintersonnwende wieder hellere Tage kommen. Genauso entsteht inmitten der Helligkeit erneut die Dunkelheit. Alles wandelt sich. Nichts bleibt.
Damit ist eigentlich schon das Wichtigste gesagt. Aber was hat das mit Medizin zu tun? Zunächst mal hat es viel damit zu tun, wie sich die Chinesen den Kosmos vorstellen – und der Mensch ist ja auch ein kleines Universum für sich. Gesundheit ist eine Art fließendes Gleichgewicht. Wer begreift, wie sich alles immer wieder ineinander umwandelt, hat damit aus chinesischer Sicht schon die wichtigste Grundlage, um das Leben zu verstehen: das Wissen, dass nichts bleibt, wie es ist und dass alles ineinander verwoben ist. Die Erkenntnis, dass nichts nur weiß oder nur schwarz ist und dass daher auch wir niemals perfekt sein können. Und wer das Leben auf diese Weise versteht, der versteht auch, was Gesundheit und Heilung bedeuten.

YIN UND YANG

INFO

Yin ist der Schatten.	Yang ist die Sonne.
Yin ist die Nacht.	Yang ist der Tag.
Yin ist die Erde.	Yang ist der Himmel.
Yin ist der Winter.	Yang ist der Sommer.
Yin ist die Stille.	Yang ist die Bewegung.
Yin ist die Materie.	Yang ist der Geist.
Yin ist das Absinken.	Yang ist das Aufsteigen.
Yin ist der Schlaf.	Yang ist das Wachsein.
Yin ist das Schließen.	Yang ist das Öffnen.
Yin ist unten.	Yang ist oben.
Yin ist der Bauch.	Yang ist der Rücken.
Yin sind die Füße.	Yang ist der Kopf.

Yin und Yang gehören zusammen

Yin und Yang sind nicht einfach gegensätzliche Worte. Yin und Yang kommen immer gemeinsam vor, so wie der Pluspol und der Minuspol bei der Elektrizität. Werden sie getrennt, gibt es keinen Strom mehr. Sind Yin und Yang nicht miteinander verbunden, gibt es gar nichts mehr. Erst durch das Wechselspiel von Yin und Yang ist der ganze Kosmos überhaupt entstanden. Yin und Yang folgen einander und gehen ineinander über. Was aufgestiegen ist, muss wieder absinken. Steigt Wasser als Dampf zum Himmel, so ist dies Yang. Sinkt es als Regen wieder hinab, so ist dies Yin. Sinkt Wasser in die Erde ein, so ist dies Yin. Sprudelt die Quelle aus der Erde hervor, so ist dies Yang.
Die Übergänge zwischen Yin und Yang sind fließend. Zwischen Tag (Yang) und Nacht (Yin) gibt es unendlich viele Schattierungen der Dämmerung, des Zwielichts, die je nach Jahreszeit und Wetterverhältnissen immer wieder wechseln. Genauso gibt es zum Beispiel zwischen Schlaf und Wachsein viele Zwischenzustände, wie das Dösen, das Müdewerden, den Sekundenschlaf, das Tagträumen und manchmal das Schlafwandeln.

Extremes Yin geht in Yang über. Extremes Yang geht in Yin über

Wir spüren das, wenn wir nach intensiver körperlicher Betätigung (Yang) nachts besonders tief schlafen (Yin). Wir spüren es auch, wenn wir nach einer Zeit großer Freude und Verausgabung (Yang) in das berühmte »schwarze Loch« (Yin) fallen. Oder wenn wir nach einer Zeit der intensiv durchlebten »schwarzen Stimmung« (Yin) plötzlich wieder zu ganz neuer Energie (Yang) finden. In Zeiten tiefer Verzweiflung kann das Wissen um Yin und Yang ein echter Trost sein. Irgendwann geht es einfach nicht mehr weiter bergab. So wie in dem Ausspruch: »Wenn die Nacht am tiefsten ist, ist der Tag am nächsten.«

Fließendes Gleichgewicht

Wenn wir dem Dao entsprechend leben, wechseln sich Yin und Yang immer wieder ab. Dabei gehen wir niemals ganz ins Yin oder ins Yang. Während einige Körperfunktionen ins Yin gehen, gehen andere ins Yang. So entsteht kein allzu großes Ungleichgewicht: Wenn der Bauch gerade aktiv ist, wird der Geist eher träge – und umgekehrt. Daher heißt es ja auch: »Ein voller Bauch studiert nicht

gern.« Jedes einzelne Organ, jede einzelne Zelle folgt dabei einem eigenen Yin-Yang-Rhythmus. Beim Herz ist dieser Rhythmus ganz schnell, bei der Lunge schon etwas langsamer und beim Dickdarm richtig träge. Es geht aber noch langsamer: Die Gebärmutter braucht einen ganzen Monat für einen Zyklus. Eine Schwangerschaft dauert rund 280 Tage.
Der langsamste Kreislauf ist natürlich ein ganzes Leben mit seinem Ablauf von Geburt, Wachstum hin zu größter körperlicher Stärke, bis danach die Masse und Kraft des Körpers erneut abnimmt. Umgekehrt dazu verhält es sich im Idealfall mit der intuitiven Kraft. Diese ist bei ganz jungen Kindern und sehr alten Menschen oft am größten. Letztere sind zwar häufig nicht mehr so stabil im Alltag verhaftet, dafür aber fliegen ihre Gedanken oft bis zu den Wolken. Jedem Abnehmen oder Wachsen entspricht nach dem Gesetz von Yin und Yang immer eine entgegengesetzte Bewegung.

Mit Yin und Yang auf Yin und Yang einwirken

Bei schwerer kranken Menschen kann es auch für gute chinesische Mediziner äußerst schwierig sein, all die gestörten Abläufe im Gleichgewicht zu verstehen und zu entwirren. Einfache Störungen hingegen sind meist durch einfache Maßnahmen wieder zu beheben – und darum soll es in diesem Buch in erster Linie gehen. Wenn Yin und Yang in Harmonie sind, fühlen wir uns ausgeglichen und wohl. Um dies zu erreichen, genügen oft ganz einfache Hausmittel, wie sie auch eine chinesische Oma im abgelegenen Bergdorf anwenden würde.

DAS BEEINFLUSST YIN UND YANG

INFO

- Yin wird durch Ruhe, Schlaf und so genannte »kalte« Nahrungsmittel wie viele Obst- und Gemüsesorten unterstützt. Da Herbst und Winter, Abend und Nacht zum Yin gehören, sind Maßnahmen, die Yin stärken, zu diesen Zeiten am wirkungsvollsten. Im Herbst und Winter hilft frühes Zubettgehen, auf jeden Fall vor Mitternacht. Auch die Meditation ist sehr hilfreich.
- Yang wird durch Bewegung (auch geistige) und »warme« Nahrungsmittel wie Fleisch und scharfe Gewürze unterstützt. Yang wird am besten morgens und vormittags, im Frühjahr und Sommer gestärkt, besonders wenn man möglichst früh aufsteht und gleich etwas Sport treibt.

Die fünf Elemente

Wenn wir einen guten Tag haben und »sonnig« und freundlich sind, wirken wir ganz anders auf unsere Umgebung, als wenn wir schmollen und grollen. An einem schönen, freundlichen Frühlingstag sind die Menschen eher guter Dinge und in sonniger Laune. Wenn das Wetter düster ist, sind viele Menschen auch in düsterer Stimmung. Je nachdem, was gerade zutrifft, wirken wir anders auf unsere Umwelt und empfangen unterschiedliche Einflüsse von außen.
Geht es uns ganz schlecht, sehen wir das Schöne nicht mehr. Unsere Energien sind blockiert. Unser Gleichgewicht, unsere innere Harmonie, die so wichtig für unsere Gesundheit sind, geraten ins Wanken. Während bei uns immer noch viele behaupten, dass sie sich von gar nichts beeinflussen lassen, schon gar nicht vom Wetter, wissen die Chinesen seit langem, dass alles ineinander verwoben ist. Wir alle sind Teil eines großen Ganzen.
Das System der fünf Elemente beschreibt auf einfache Weise die unterschiedlichen Zustände, in denen wir uns, wie alle anderen Wesen und Dinge auch, befinden können. Die fünf Elemente heißen auf Chinesisch eigentlich eher »fünf Verhaltensweisen«. Wer sich zum Beispiel sonnig verhält und ausgelassen lacht, gehört zumindest in diesem Moment zum Element Feuer (und ein bisschen zum Element Holz).
Im System der fünf Elemente bleibt nichts gleich. Alles wandelt sich in einem ewigen Kreislauf. Dieser Kreislauf beginnt beim frischen grünen Holz, dem Zustand der Knospe, der Idee, dem jungen Morgen, dem Frühling. Er endet im dunklen, kalten Wasser, dem Winter, wenn alles tot zu sein scheint, aber der Samen für die nächste Knospe schon unter der Erde wartet, um den Kreislauf erneut zu beginnen. Geht es uns dauerhaft nicht gut, ist das ein Zeichen dafür, dass wir in einem Zustand »stecken geblieben« sind.
Alle Dinge, Lebewesen, Körperfunktionen und Organe, wie auch alle Nahrungsmittel und Arzneien, haben ihren eigenen Bezug zu unterschiedlichen Elementen. Oft ist es hilfreich zu erkennen, welches Element gerade wirkt, da ähnliche Zustände sich gegenseitig verstärken – so wie eine fröhliche Atmosphäre uns noch fröhlicher werden lässt. Für die Medizin heißt dies, dass zum Beispiel Holz-Medikamente vor allem auf Holz-Organe wirken. Daher ist der Praxisteil dieses Buches in fünf entsprechende Abschnitte geteilt: Holz, Feuer, Erde, Metall und Wasser.

FÜNF ELEMENTE – FÜNF JAHRESZEITEN

› **Holz** ist der Zustand, wenn Yang wächst – so wie zum Beispiel im Frühling, wenn alles frisch und grün, voller Saft und Kraft ist.

› **Feuer** ist der Zustand, wenn Yang seinen Höhepunkt erreicht hat – so wie im Sommer, wenn alle Blüten sich leuchtend öffnen und die Sonne heiß und glühend scheint.

› **Erde** ist ein Zwischenzustand, wenn keine bestimmte Richtung oder Spannung auf die Dinge einwirkt und im Idealfall alles in Harmonie ist, freundlich und manchmal träge wie im Spätsommer. Statt Erde spricht man oft auch einfach von der Mitte.

› **Metall** ist der Zustand, wenn Yin wächst – so wie zum Beispiel im Herbst, wenn alle Säfte sich unter die Erde in die Wurzeln zurückziehen und die Pflanzen an der Oberfläche verwelken.

› **Wasser** ist der Zustand, wenn Yin seinen Höhepunkt erreicht hat – so wie im Winter, wenn alles kalt und starr und an der Oberfläche tot erscheint, während sich unterirdisch in den Wurzeln und Samen schon der Neubeginn vorbereitet.

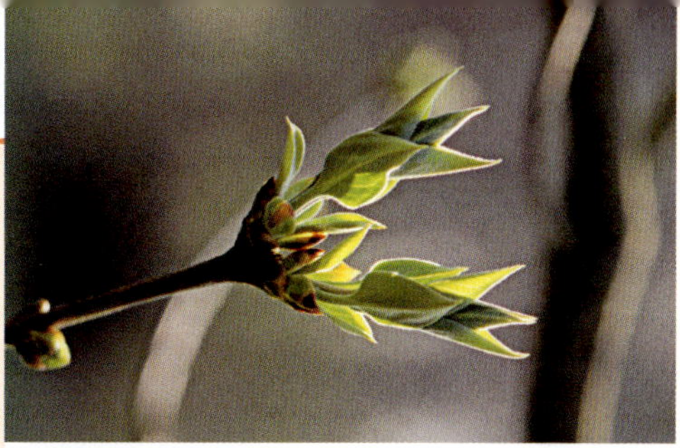

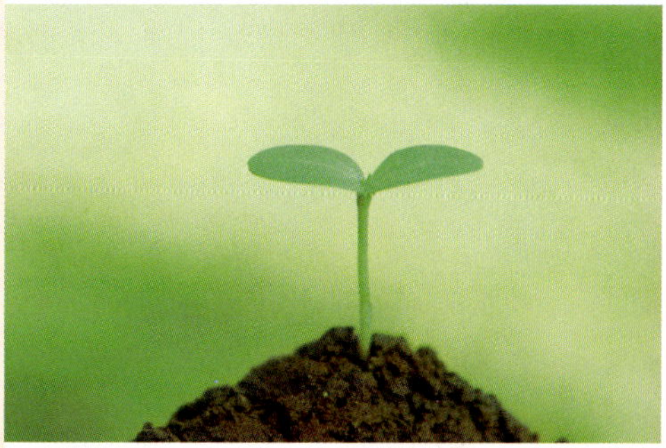
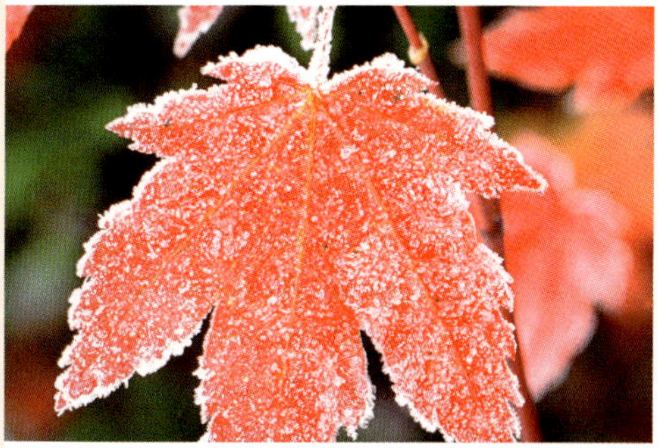
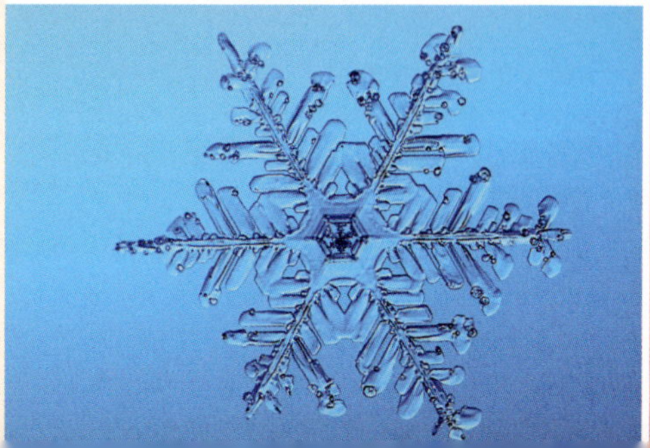

Holz

Das Element Holz entspricht dem Frühling und dem milden Frühlingswind, der das Eis tauen lässt, dem frischen Morgen und den Keimlingen der Pflanzen. Obwohl so ein Keimling sehr zart ist, kann er eine geradezu explosive Kraft entwickeln, zum Beispiel wenn er sich durch eine Asphaltdecke bohren muss. Die geistigen Prozesse dieser Wandlungsphase sind die Idee, die Wut, die Entschlusskraft, die Selbstbehauptung, das (sexuelle) Begehren und die Fantasie. Holzbetonte Menschen sind geschmeidig, sehnig und sportlich und haben geradezu krallenartige Hände und Füße mit stark vortretenden Sehnen und Adern. Hier finden wir die Sportler und Unruhegeister. Sie haben schöne große Augen und weiches, oft lockiges Haar. Sie lieben Bewegung und Reisen, machen ständig neue Pläne. Sie neigen dazu, sich wie ein Kind ganz entspannt einfach zu nehmen, was sie brauchen, ohne Skrupel oder Rücksicht auf andere. Kommt ihnen doch einmal etwas in die Quere, können manche sehr aggressiv und rücksichtslos werden (Yang-Holz). Viele sind eher sanft, verträumt und zärtlich (Yin-Holz), wenn man sie lässt. Und elend, wenn man sie nicht lässt.

Entsprechungen des Holzelementes

- Die Aufgabe des Holzes ist es, unsere inneren Ströme, die Lebensenergie Qi (gesprochen: Tschi) im Körper fließen zu lassen.
- Zum Holz gehören die Leber, die Galle, die Augen, die Haare und die zur Selbstbehauptung wichtigen »Krallen« – die Fingernägel.
- Die dem Holz zugeordneten Krankheiten haben viel mit Stauung und Stockung zu tun. Wenn das Qi nicht richtig fließt, kommt es zu den typischen Holz-Krankheiten: Schmerzen, Schwellungen, Knoten, Störung der Durchblutung und bei Frauen fast immer auch der Menstruation.
- Die Farbe des Holzes ist das Grün der frischen, jungen Pflanzen und das Blau des Himmels. Sein Geschmack ist das Saure.

INFO

HOLZ UND FEUER: VERSCHIEDENE YANG-ZUSTÄNDE

Bei Krankheiten, die von einem Ungleichgewicht des Holz- oder Feuerelements herrühren, geht es oft darum, wie ein Mensch sich nach außen zeigt. Blockierungen und seelischer Schmerz stehen dabei meist im Vordergrund.

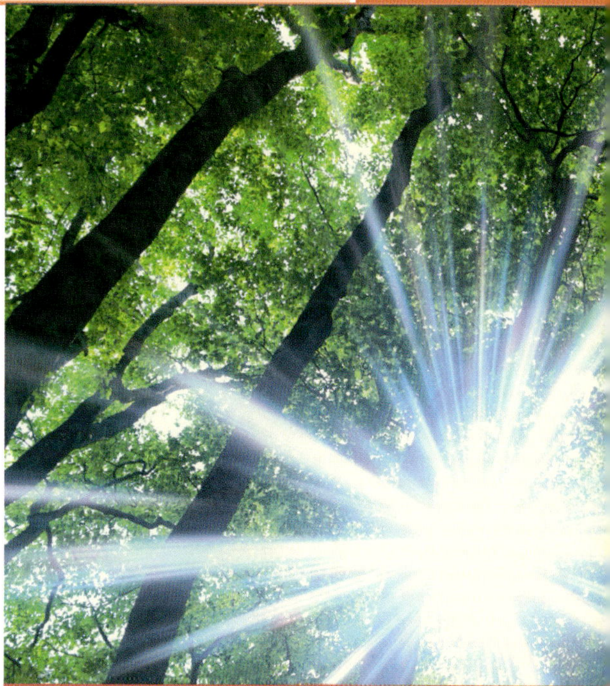

Treiben, Wachsen, Licht und Wärme: Beim Holz- und beim Feuerelement ist Yang im Spiel.

Feuer

Das Element Feuer entspricht dem Sommer und dem Mittag und der Blüte bei den Pflanzen. Die geistigen Prozesse dieser Phase sind die Freude, das plötzliche Verstehen, die Ekstase und die Liebe. Das Feuer war im alten China sehr gefürchtet: Ohne Feuer und Wärme ist zwar kein Leben möglich, schnell aber lodert das Feuer, auch das unserer Gefühle, auf, gerät außer Kontrolle und vernichtet alles. Im Feuerzustand, zum Beispiel bei Liebesschmerz, werden die Menschen heiß, fiebrig, schlaflos, leiden unter Herzrasen und Schweißausbrüchen und lösen sich oft buchstäblich auf.
Feuerbetonte Menschen sind langgliedrig, aber nicht robust. Sie haben häufig sehr fiebrige Augen und eine rote Nasenspitze. Sie sind oft hochbegabt oder gar Genies. Sie neigen dazu, sich schon in jungen Jahren zu verzehren und völlig zu verausgaben. Tragik ist ihnen oftmals nicht fremd.

Entsprechungen des Feuerelementes

- Die Aufgabe des Feuers ist es, die Verbindung zum Himmel herzustellen und uns zumindest für kurze Momente an einer schöneren, »weiteren« Welt teilhaben zu lassen.
- Zum Feuer gehören Herz und Zunge, Sprache, Erröten und Lachen.
- Die Krankheiten des Feuers sind meist geistiger Natur. Allerdings spielt das Feuer auch auf der körperlichen Ebene, etwa bei Herzklopfen und Blasenentzündungen, eine wichtige Rolle.
- Die Farbe des Feuers ist Rot. Sein Geschmack ist das Bittere.

Erde

Das Element Erde entspricht dem schwülen Spätsommer, der Zeit der Ernte und dem »Mittagstief«. Bei den Pflanzen ist es den reifen, süßen Früchten und dem Getreide zugeordnet. Die geistigen Prozesse dieser Phase sind die Meditation, das Grübeln und das Lernen.

Die Erde ist unsere Mitte, der Sitz unserer Weisheit. Menschen mit »starker« Erde verstehen es, gelassen auf ihre innere Stimme zu hören und sich nicht von ihrem Weg abbringen zu lassen. Erdebetonte Menschen sind freundlich, einfühlsam, manchmal weise und meist etwas behäbig. Hier finden wir auch die typischen »Kümmerer«. Sie versuchen es oft allen recht zu machen und sind schnell bekümmert, wenn das nicht funktioniert. Dann grübeln sie endlos darüber nach, was sie vielleicht besser gemacht hätten, und machen sich Gedanken über die Probleme anderer. Sie geben gern allen Menschen gute Ratschläge. Sie kochen gern und verwöhnen andere damit. Erdemenschen sind hervorragende, wenn auch etwas überbesorgte Gastgeber.

Sie haben oft fleischige und feuchte Lippen und naschen gern – vor allem bei Kummer, und den haben sie oft, denn ihre Bemühungen finden nur selten die Anerkennung, die Erde-Menschen so sehr ersehnen.

INFO

DIE ERDE IST DIE MITTE

Im Element Erde sind Yin und Yang ausgewogen und in Harmonie. Viele verschiedene Krankheiten lassen sich also harmonisieren, indem wir die Erde, unsere Mitte, stärken. Am besten geht dies mithilfe einer freundlichen und entspannten Lebenseinstellung und mit regelmäßigen, leckeren und ausgewogenen Mahlzeiten.

Die Entsprechungen des Elementes Erde

- Die Erde ist das Zentrum unserer Energie und der Stoffwechselprozesse. Die Funktion der Erde ist es, die Nahrungsmittel, auch geistige Nahrung, so zu verarbeiten, dass sie uns zugute kommen. Ruhen wir nicht in unserer Mitte, ist die Erde schwach. Unsere Gliedmaßen werden dann schlapp und kraftlos, unser Geist wird müde und benebelt. Die Gedanken kreisen endlos und ohne Resultat, und das Leben wird mühsam.

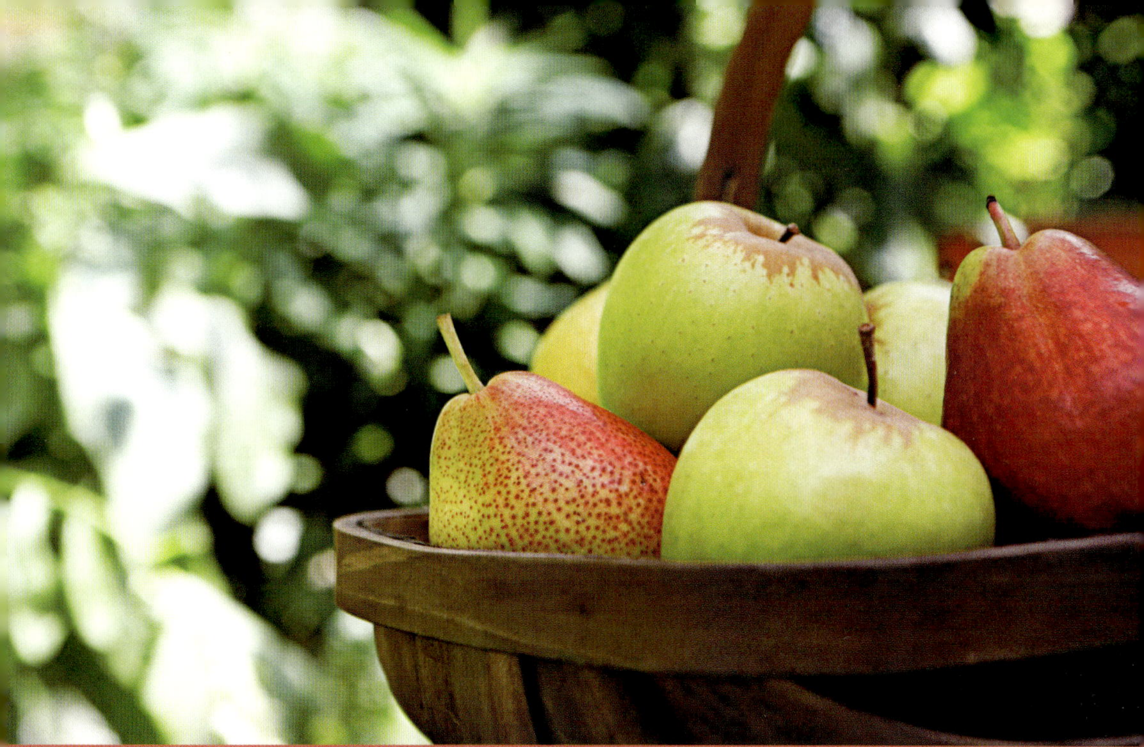

Reif, süß und rund: Das Element Erde steht für die Mitte, die Ausgewogenheit und die Reife. Yin und Yang sind hier im Gleichgewicht.

- Zur Erde gehören der Magen und die so genannte »Milz-Pankreas-Einheit«, kurz Milz genannt, das Fleisch und das Bindegewebe.
- Zu viel Nahrung, auch geistige, »müllt« die Erde förmlich zu: Stoffwechselprobleme, Verschlackung (die Chinesen sprechen von Verschleimung), schlaffes Gewebe, Übergewicht und ein konfuser Geist sind die Folge.
- Die Farbe der Erde ist Gelb, aber auch Braun. Ihr Geschmack ist das Süße.

Metall

Metall entspricht dem Herbst, wenn die Blätter fallen und die Säfte sich in die Wurzeln zurückziehen, sowie dem Abend. Die geistigen Prozesse dieser Phase sind die Trauer, die kühle Reflexion und die Wahrung von Distanz. Metallbetonte Menschen wirken kühl und verschlossen oder schüchtern. Sie haben eine klare, weiße, fast durchscheinende Ausstrahlung. Wo die Erde alles vermischt und harmonisieren will, sucht das Metall die Abgrenzung.

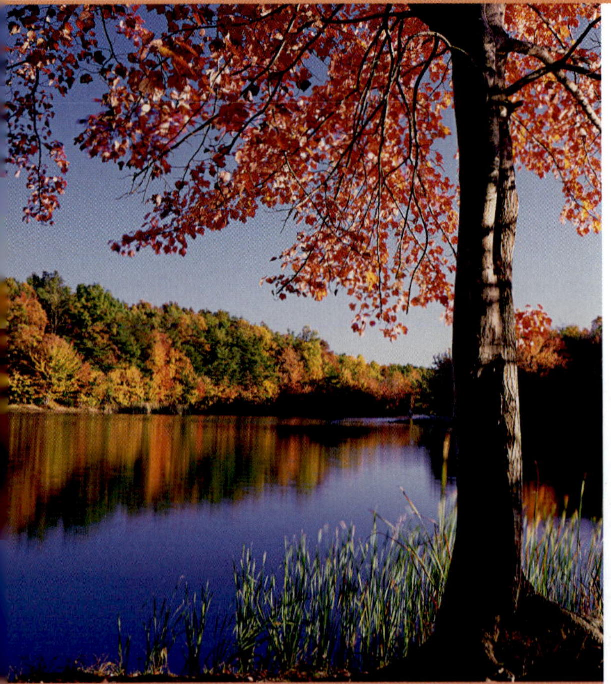

Die Yin-Elemente Metall und Wasser haben viel mit Abgeschiedenheit, Stille und Geheimnis zu tun.

Metall-Menschen wollen Klarheit, und sie halten gar nichts von »Friede, Freude, Eierkuchen«. Überschwang ist ihnen ein Graus. Metall-Menschen wirken oft zynisch, analytisch und sind von präziser Klugheit. Sie können gut rechnen und abstrakt denken. Viele kommunizieren vorzugsweise mit dem Computer und wirken ansonsten recht graumausig. Sie zeigen sich nicht und werden auch oft übersehen. Im Unterschied zu den Holzmenschen haben sie außerdem wenig Körpergeruch.

Metall-Menschen haben eine besondere Neigung zur Musik. Sie lieben Klänge und komplizierte Harmonien, vor allem aber auch präzise Rhythmen. In Form von Musik können sie zeigen, was in ihnen steckt. Nimmt man Metall-Menschen diese Möglichkeit, so werden sie oft elend und krank, gelegentlich auch gehässig und menschenscheu. Die Schüchternheit dieser Menschen, manchmal getarnt als Arroganz, wird oft noch dadurch verstärkt, dass sie an Hautproblemen leiden.

Die Entsprechungen des Elementes Metall

- Die Aufgabe des Metalls ist es, alte Dinge endgültig gehen zu lassen, »einen Schnitt zu machen« und Grenzen zwischen uns und der Umwelt zu ziehen.
- Zum Metall gehören alle Körperoberflächen und Schleimhäute, eben alles, wo Dinge voneinander abgegrenzt werden beziehungsweise wo eine Grenze zwischen Innen und Außen besteht: die Haut, die Lunge, der Dickdarm.
- Typische Krankheiten des Metalls sind Allergien und Erkältungen.
- Seine Farbe ist das kühle, unbefleckte Weiß und das Metallische, Reflektierende des Spiegels. Sein Geschmack ist das Beißend-Scharfe.

Wasser

Das Element Wasser entspricht dem Winter, der geheimnisvollen Zeit des Abschiednehmens, wenn alles tot erscheint, während unter der Erde die Samenkörner und die Knospen der Bäume schon auf den neuen Anfang warten. Die geistigen Prozesse dieser Phase sind die Angst, die Trennung und der Tod, aber auch der Wille zu überleben und sich fortzupflanzen.
Wasserbetonte Menschen suchen einerseits nach absoluten Wahrheiten und andererseits pausenlos nach Sex – im Daoismus ist das kein Widerspruch. Ersatzweise neigen sie zu religiöser Schwärmerei, tiefer Verzweiflung und vielfältigen Süchten und Abhängigkeiten. Hier finden wir charismatische religiöse Führer und oft auch sehr düstere, leicht außerirdisch wirkende Menschen. Wassermenschen haben oft große Ohren, starke Knochen, kräftiges Haar, häufig dicke, buschige Augenbrauen und nicht selten einen unersättlichen Sexualtrieb.

Die Entsprechungen des Elementes Wasser

- Die Energie, die wir bei unserer Geburt mitbekommen, ist in dieser Wandlungsphase gespeichert. Von dieser Energie zehren wir ein ganzes Leben lang. Im Laufe des Lebens wird sie schließlich aufgebraucht. Dann ist das Leben zu Ende. Wenn wir klug mit dieser Kraft umgehen, reicht sie nach chinesischer Ansicht für hundert sexuell aktive und geistig rege Jahre.
- Zum Wasser gehören Nieren und Knochen, Gedächtnis und Ohren, das genetische Material und die Fortpflanzung: alles was festhält und bewahrt. So wie im Samenkorn alle Informationen für die Pflanze gespeichert sind.
- Typische Krankheiten des Wassers sind Gedächtnisverlust, Knochenerweichung, sexuelle Kraftlosigkeit, Unfruchtbarkeit, Erbkrankheiten, Schwerhörigkeit, Drogensucht und angeborene Krankheiten.
- Die Farbe des Wassers ist das Schwarz, das alle Lichtstrahlen verschluckt und speichert. Sein Geschmack ist das Salzige.

INFO

METALL UND WASSER: VERSCHIEDENE YIN-ZUSTÄNDE

Bei Metall- und Wasser-Krankheiten geht es oft um Probleme, die wir nicht so gerne zeigen oder derer wir uns vielleicht gar nicht bewusst sind. Sie äußern sich als Beschwerden der zugeordneten Organe, oft ohne dass wir die Zusammenhänge mit seelischen Problemen erkennen.

Wie die fünf Elemente aufeinander einwirken

Keines der Elemente sollte in unserem Leben überhand nehmen, das heißt, wir sollten in keinem der fünf Zustände zu lange verharren. Beständige Wandlung ist angesagt. Dies gilt aber nicht nur für Zustände wie Trauer (Metall) oder Angst (Wasser), sondern auch für so erfreuliche Stimmungen wie Freude und Verliebtsein (Feuer). Sonst könnten wir nämlich verrückt werden. Ich weiß, das ist schade, und in meinen Kursen kommt es hier immer wieder zu heftigen Einwänden von Seiten der Kursteilnehmer. Aber so ist es nun mal. Nichts kann so bleiben, wie es ist. Nimmt einer der fünf Zustände überhand, wird irgendwann ein anderer in Erscheinung treten und für erneute Wandlung sorgen. Dies erklärt viele bekannte Probleme und Phänomene und lässt sich gelegentlich auch therapeutisch nutzen:

- Das Holz kontrolliert die Erde – und sorgt dafür, dass wir nicht zu schlapp und träge werden. Die Wut des Holzes hilft gegen Grübeln. Seine Fantasie und Neugier oder einfach sein Bewegungsdrang können allzu großer Trägheit entgegenwirken.
- Das Feuer kontrolliert das Metall – damit wir nicht kalt, steif und zynisch werden. Die Freude und die Liebe des Feuers helfen gegen Traurigkeit und Einsamkeit. Wir sehen dies zum Beispiel, wenn schüchterne, distanzierte, scheinbar »coole« Menschen auf einmal erröten und nichts dagegen tun können: Hier wirkt das Feuer.
- Die Erde kontrolliert das Wasser – und bewahrt uns davor, zu »mystisch« zu werden, uns zu sehr in etwas hineinzusteigern. Vernunft hilft gegen Angst. Hunger beendet irgendwann die Lust auf Sex.
- Das Metall kontrolliert das Holz – so werden wir nicht zu impulsiv. Distanz hilft gegen Wut. Wenn die Distanz aber in zu starke Selbstkritik umschlägt, blockiert das die Kreativität. Oft werden kreative Kinder durch ihre »vernünftigen« Eltern davon abgehalten, sich auszuleben und zu erforschen.
- Das Wasser kontrolliert das Feuer – Angst, Vorsicht oder auch der Selbsterhaltungstrieb verhindern, dass wir uns im Namen der Liebe selbst ganz aufgeben. Ständige Angst tötet jedoch jede Form von Liebe und Freude. Das Wasser, als das geheimnisvollste der fünf Elemente, enthält in sich selbst noch ein eigenes Feuer, das in der Tiefe brodelt und schwerer zu unterdrücken ist als das Herz-Feuer: die Sexualität.

DIE FÜNF ELEMENTE UND IHRE ZUORDNUNGEN

Element	Holz	Feuer	Erde	Metall	Wasser
Himmelsrichtung	Osten	Süden	Mitte	Westen	Norden
Jahreszeit	Frühling	Sommer	Spätsommer	Herbst	Winter
Pflanzenteil	Knospe	Blüte	Frucht	Welke Pflanze	Samen
Farbe	Grün	Rot	Gelb	Weiß	Schwarz
Geschmack	Sauer	Bitter	Süß	Scharf	Salzig
Geruch	Ranzig	Versengt	Aromatisch	Metallisch	Faulig
Gefühlsäußerung	Schreien	Lachen	Singen	Weinen	Stöhnen
Organe	Leber, Galle	Herz, Dünndarm	Milz, Magen	Lunge, Dickdarm	Niere, Blase
Sinnesorgan	Augen	Zunge	Mund	Nase	Ohren
Geistiger Prozess	Wut, Fantasie, Sehnsucht, Kreativität	Freude, Liebe, Ekstase	Grübeln, Sorgen, Fürsorge, Weisheit	Trauer, Isolation, Berechnung, Zynismus	Angst, Mystik, Sexualität
Seelische Kraft	Himmelsseele (hun)	Geist, Esprit (shen)	Weisheit, Gedankenseele (yi)	Erdseele (po)	Überlebenstrieb, Wille (zhi)

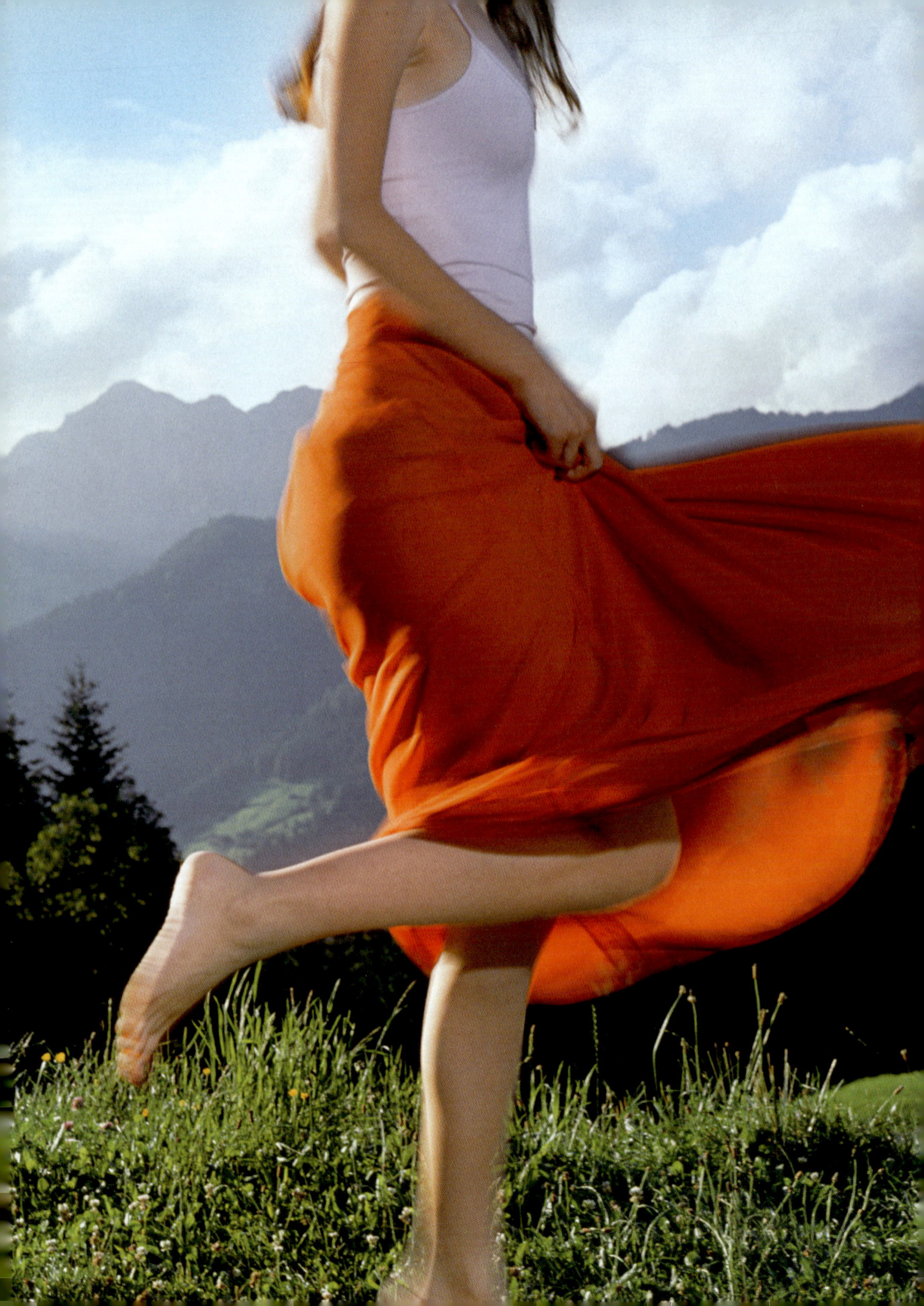

Die Elemente
im Einklang

Wenn die fünf Elemente Holz, Feuer, Erde, Metall und Wasser im Gleichgewicht sind, so ist ein Mensch aus chinesischer Sicht gesund. Dabei ist nicht nur die Harmonie der Elemente untereinander wichtig, sondern auch die Ausgewogenheit innerhalb eines jeden Elements. Hier lesen Sie, wie Sie seelisch und körperlich in Balance kommen.

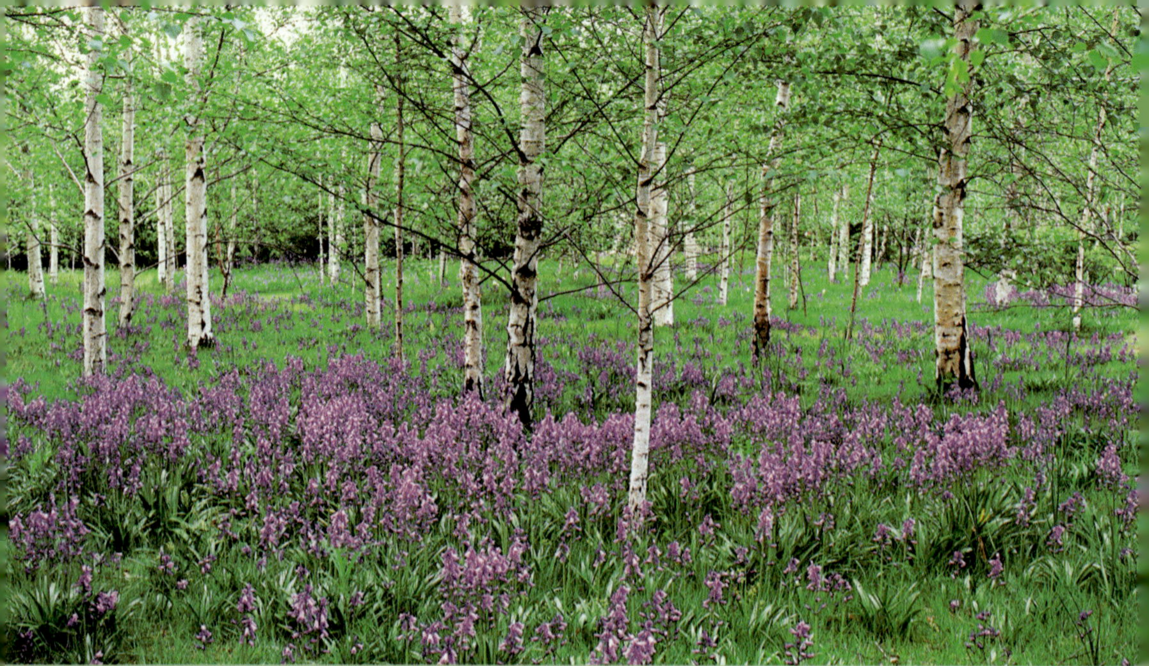

Holz – die Kraft des Zarten

Ein Samenkorn im Winter: Stellen Sie sich vor, wie es seit Monaten starr, und scheinbar tot, tief in der eisigen Erde liegt. Doch sobald der erste sanfte Frühlingswind Wärme und Feuchtigkeit in die Erde bringt, kehrt das Leben zurück: Der zarte Keimling beginnt zu sprießen und bahnt sich auf wundersame Weise seinen Weg durch die härtesten Hindernisse hindurch ans Licht. Selbst Asphalt kann ihn dabei nicht aufhalten. Hier wirkt die frische, dynamische, unaufhaltsame Kraft des Elementes Holz.

Säfte und Kräfte

Die Kraft, die es dem zarten Keimling ermöglicht, das Hindernis zu überwinden, wirkt auch in uns Menschen. Wenn unser Holzelement gesund ist, strotzen wir vor Kraft und Lebenslust, und unsere Augen funkeln. Wann immer wir sehnsuchtsvoll an die Zukunft denken oder in der Vorfreude auf ein schönes Ereignis fast »platzen«, aber auch wenn uns vor Wut »der Kamm schwillt«, stehen wir unter dem Einfluss des Holzes.

Das Holz liebt die Freiheit

Damit sich die erneuernden Energien des Elementes Holz in unserem Geist und in unserer Seele entfalten können, ist es notwendig, dass alle Energien frei fließen können. Neue Erfahrungen, (Er-)Kenntnisse, Fähigkeiten und Ideen können wir uns nur in Bewegung erschließen. Die geistige und die körperliche Bewegung gehören dabei eng zusammen: Wenn wir uns regelmäßig und ausgiebig bewegen und unsere Muskeln geschmeidig und locker sind, kommen auch unsere Gedanken in Fluss, wir sind offener für Neues. Sicher haben Sie es auch schon einmal erlebt, dass Ihnen beim Spaziergang oder auf dem Fahrrad die lang gesuchte Lösung für ein kniffliges Problem eingefallen ist. Umgekehrt ist ein beweglicher, wacher Geist, der aufgeschlossen ist für Neues, eine entscheidende Antriebskraft für unser Handeln – also auch für unsere Bewegungen.

Bewegung wiederentdecken

Leider kommt bei den meisten Menschen die Bewegung viel zu kurz. Statt eine Bewegungskultur zu pflegen, haben wir eher eine Sitzkultur entwickelt – in der Schule, im Büro, auf der Couch vor dem Fernseher, in der Kneipe, im Auto ... Tun Sie etwas für Ihr Holz: Bleiben Sie in Bewegung und lassen Sie sich wieder öfter hinaus in die Natur locken!

Yin-Holz und Yang-Holz

Wenn die Pflanzen sich im Frühling mit Saft füllen und jede Zelle bis zum Platzen gefüllt ist mit Leben, dann beginnen die Pflanzen zu wachsen und sich zu strecken. Diese Säfte sind die »flüssige« Seite des Holzes, die Yin-Seite.
Zu so viel Beweglichkeit, also Yin, gehört auf der anderen Seite ein ausgeprägtes Yang. Dieses sorgt dafür, dass die Holzströme gleichmäßig nach allen Seiten fließen und nicht ins Stocken geraten.

DIE HIMMELSSEELE

INFO

In der Leber, die dem Element Holz zugeordnet ist, wohnt der sehnsüchtige, magische, ätherische Aspekt unserer Seele, die Himmelsseele, chinesisch hun. Hun hat mit Wohlwollen und Mitgefühl zu tun. Zusammen mit dem Blut breitet es sich überallhin aus, blickt uns manchmal aus großen Augen an und verlässt ganz gern mal den Körper – so sagen die Chinesen.
Nachts taucht hun in das »Meer des Blutes« ein. Wenn wir zu wenig Blut haben, zuckt es unruhig in uns herum, wir träumen dann wild oder können nicht schlafen.
Mehr über die fünf Aspekte der Seele finden Sie im Kapitel zum Feuer auf Seite 29 und 30.

Yin-Holz: Spannkraft und Fantasie

Ein wichtiger Saft im Menschen ist das Blut. Es heißt, das Blut werde in der Leber gespeichert, und wenn es richtiggehend überströmt, erreicht es alle Bahnen und Zellen im Körper. Die Muskeln und Sehnen werden elastisch, die Fingernägel stark, die Haare bekommen Spannkraft und die Augen funkeln und die Fantasie ist reich. Wenn das Yin-Holz austrocknet, nennen wir das »Blutleere«. Wir werden lustlos, unsere Haut wird trocken und faltig, Haare und Nägel brüchig. Wir werden auch leicht vom Wind angegriffen: Während »saftige« Menschen bei größeren Herausforderungen erst so richtig aufblühen, werden Menschen mit schwachem Yin-Holz auf Stress oder auch Sport mit Muskelkrämpfen, Zittern, Nervosität und Kopfschmerzen reagieren.
Die Augen gelten in China als Fenster der Holzkräfte. Bei schwachem Yin-Holz erscheint uns die Welt grau in grau. Hält dieser Zustand an, kommt es sogar zu Sehstörungen!

Yang-Holz: unbefangenes Handeln

Die Chinesen bezeichnen die Fähigkeit, sich spontan und ohne viel Grübeln, zu entscheiden und loszustürmen, als »Gallenblase«. Man sagt, ein Mensch, der sich von nichts aufhalten lässt und auch angesichts von Gefahr einfach nach vorn losstürmt, hat eine »große Galle«.
Leider wird unsere Unbefangenheit und damit unsere Kreativität und Fantasie nicht selten durch Hindernisse beschränkt, die stärker wirken als der Asphalt auf das Samenkorn: Wann können wir schon unseren Gefühlen freien Lauf lassen und einfach kraftvoll losrennen wie ein Kind? Oder lauthals eine Opernarie schmettern? Diese Selbstbeschränkung blockiert das Yang-Holz. Es kommt zu Stillstand und zu dem, was die Chinesische Medizin Blockaden nennt – mit Schmerzen, Depression, heftigen Stimmungsschwankungen und bei Frauen mit Menstruationsschmerzen. Da die Augen das Fenster der Holzkräfte sind, kann ein kräftiger Tränenausbruch bei solchen Störungen Erleichterung bringen. Sehr gut hilft auch lautes Singen.

Das Holz befreien

Stockungen und Schmerzen entstehen, wenn wir uns in irgendeiner Zwangslage oder vor irgendeiner wichtigen Entscheidung zu nichts aufraffen können und stattdessen wie erstarrt feststecken, Nägel kauen, wieder ins Bett gehen und vielleicht noch Kopfschmerz bekommen. Hier hat das Yang-Holz versagt.
Wird das Holz in seiner Freiheit eingeschränkt, kommt es zu so vielen verschie-

denen Beschwerden, dass ich sie hier unmöglich auch nur zur Hälfte aufzählen könnte. Das Holz hat eben Fantasie! Bei Gefühlschaos, Stress und Klimawechsel und natürlich wenn die Einschränkungen von außen zu stark sind, stockt das freie Fließen. Bei Stockungen, Blockaden und Stau gilt ein Ausspruch aus der Chinesischen Medizin, den in China einfach alle Menschen kennen: »Blockaden tun weh.« Auf Chinesisch klingt das viel lustiger, ungefähr so: bu tung tse tung.

Erste Hilfe: Bewegung

Erste Hilfe bei Stockungen ist Bewegung. Sportsüchtige Menschen sind oft einfach dauerblockiert – aber zumindest schlau genug, um sich selbst zu helfen. Ansonsten werden Stockungen mit Akupunktur behandelt. Oder mit scharfen Kräutern. Auch im Westen verwenden die Menschen gern scharfe Substanzen, wenn sie sich unfrei, eingeengt oder genervt fühlen: Alkohol, Zigaretten, Kaffee, Aspirin – am besten alles zusammen. Das ist allerdings weniger schlau als Sport!
Bei erschöpften Menschen mit zu wenig Yin-Holz, also einer Yin-Holz-Leere, kommt es schnell zu eher leichten Dauerstockungen, da ausgetrocknete Ströme langsamer fließen. Hier helfen Akupunktur und scharfe Kräuter nicht so gut. Stattdessen müssen erstmal die Säfte aufgefüllt werden, zum Beispiel mit leckeren Beeren, die das Blut nähren.

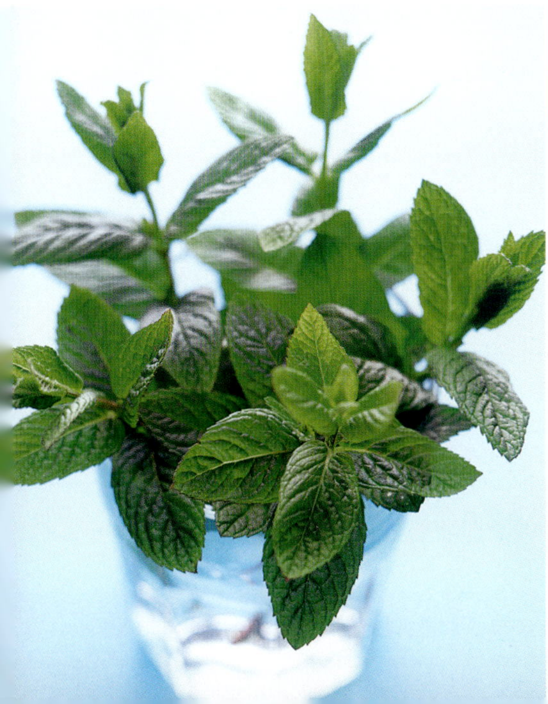

PFEFFERMINZE UND KNOBLAUCH

INFO

Pfefferminze ist scharf und löst Blockaden – eine ideale Pflanze für die Leber. Sie ist auch kalt und kann daher den Kopf kühlen und die Gedanken befreien. Pfefferminze ist der Hauptbestandteil im berühmten Tigerbalsam (heißt in China »Kühle-und-Frische-Öl«) und in anderen, ähnlichen Mitteln. Auch Knoblauch ist scharf und wirkt lösend. Im Gegensatz zur Pfefferminze ist er heiß und daher eher für kühle Menschen geeignet.

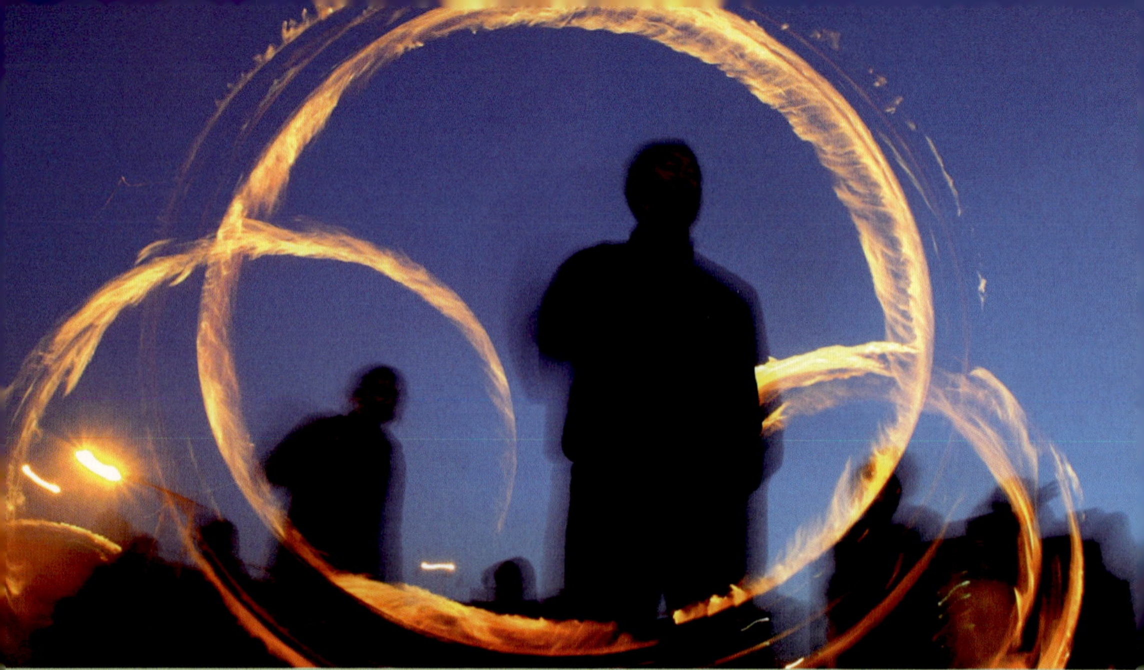

Feuer – Herz und Geist

Licht und Wärme: Das Element Feuer repräsentiert den Sommer und die Sonne. Die Natur schöpft in der warmen Jahreszeit aus dem Vollen. Feuer ist das aktivste, das am stärksten nach außen gerichtete Element. Es gibt uns Begeisterung und Charisma und lässt uns in einer Sache ganz aufgehen. Zum Feuer gehören das Verliebtsein, die Sexualität, die Trance und manchmal auch der Wahnsinn. Ist das Feuer mehr im Unterleib angesiedelt, wird es oft zu unerträglicher (sexueller) Gier.

Fünf Seelen

Waren Sie schon mal unglücklich verliebt? Erinnern Sie sich an die wilden Diskussionen, die da in Ihrem Inneren abliefen? »Ich muss diese wunderbare Stimme wenigstens auf dem Anrufbeantworter noch mal hören«, schmachtet das Holz. »Du machst dich doch lächerlich!«, höhnt das Metall. »Lehn dich zurück, es kommt, wie es kommen muss«, beruhigt die Erde (die wegen all dem Aufruhr vielleicht etwas beleidigt ist).

»Ich will ja weiter gar nichts, ich find ihn (sie) einfach scharf«, sagt das Wasser. Das Feuer lächelt und sagt gar nichts.

Intelligenz des Herzens

In der Medizin des Ostens vergleicht man das Wirken der Organe im Körper häufig mit einem Hofstaat, in dem jedes Mitglied spezielle Aufgaben erfüllt. Der »Herrscher« aller Organe ist dabei das Herz, das dem Feuer zugeordnet ist. Das Herz beherbergt shen. Dies ist die Kraft der Bewusstheit, der Freude und der Begeisterung und zeigt sich im Glühen und Funkeln wacher Augen, das innere Klarheit und Lebensfreude ausdrückt. Für die Chinesen besteht die Seele aus fünf Aspekten, die jeweils einer Geisteskraft, einer inneren Stimme zugeordnet sind. Zum Feuer gehört die shen-Seele, die erkennt, was ist, und für Klarheit sorgt, die am liebsten aber einfach erleuchtet und im Sein wäre. Das, was auch in unseren chaotischsten Momenten einfach nur da ist, heißt shen-Seele. Sie ist unser inneres Licht. Es heißt, sie wohne im Herzen. Manchmal wird sie von den anderen inneren Stimmen überdeckt oder zum Flackern gebracht. Wir spüren dann innere Unruhe, empfinden Herzschmerzen und fürchten den Verstand zu verlieren. In alten Büchern heißt es über die shen-Seele: »Wer sie erlangt, wird leben. Wer sie verliert, wird sterben.«

Shen und die vier anderen Seelen

- Zum Holz gehört die sehnsüchtige, magiebegabte hun-Seele, die manchmal den Körper verlässt, etwa während unserer Träume. Hun ist sentimental, sehnsüchtig und will alles am liebsten sofort, wobei es durchaus strategisch und raffiniert argumentieren kann.
- Zum Metall gehört die düstere und in sich gekehrte po-Seele, die alles, im Extremfall auch das Leben selbst, kritisch in Frage stellt. Po nimmt ohne Rücksicht auf Verluste alles eiskalt auseinander. Es stellt so wichtige Fragen wie: »Was bringt das alles überhaupt?«
- Zur Erde gehört die manchmal weise, aber immer freundliche und harmoniebestrebte, bisweilen etwas träge Gedanken-Seele (yi). Yi haftet allen Dingen an, grübelt, fragt nach und will immer für alle das Beste.
- Zum Wasser gehört der Wille (zhi), die Kraft des Lebens selbst, und damit auch der Sexualtrieb. Wenn Sie jenseits von Nachdenken und Zweifel ganz tief spüren, was Sie wirklich wollen: Das ist zhi.

Alle fünf Seelen gehören zusammen. Ist eine geschwächt, kommen wir aus dem Gleichgewicht. Wenn Sie das nächste Mal innere Konflikte haben, dann ärgern Sie sich nicht über das Chaos, sondern nehmen Sie die angeregte Diskussion achtsam, aber ungerührt wahr. Lassen Sie shen über den Dingen schweben, das heißt: Seien Sie einfach nur da.

DIE FÜNF SEELEN UND IHRE ZUORDNUNGEN

Element	Holz	Feuer	Erde	Metall	Wasser
Name	Himmelsseele (hun)	Geist (shen)	Gedankenseele (yi)	Erdseele (po)	Wille (zhi)
Sitz	Leber	Herz	»Milz« (Yin-Erde)	Lunge	Nieren
Richtung	Strebt nach oben, dehnt sich aus	Schwebt über allem, lodert hell auf	Bleibt inmitten der Dinge, haftet	Zieht nach unten, zerstückelt und verkleinert	Wurzelt in der Tiefe, bewegt sich wellenförmig
Aufgabe	Kreation	Erkenntnis, Erleuchtung	Mitgefühl, gibt allen Dingen Bedeutung und Realität	Destruktion	Unbewusstheit, innerer Antrieb
Teilt sich mit als	Blicke, körperliche Berührung, Malerei, Magie	Dichtung	Redensarten, Belehrung, Gespräche	Zahlen, Mathematik, Musik	Vibration, unmittelbare Kommunikation,Gedankenübertragung
Gestärkt durch	Natur, Kinder, Tiere, Bewegung, Farben, Schönheit	Lob, Liebe, Ruhm, intellektuelle Herausforderung, Meditation	Ruhe, gutes Essen, Familie, Harmonie, Gartenarbeit, Innendekoration	Geld, Sieg, Befreiung von Überflüssigem, klare, saubere Umgebung, Entmüllung	Sex, magische Rituale, Trommeln, Raves, Gewässer, Dunkelheit

Das Feuer ausgleichen

Auf den vorhergehenden Seiten dieses Kapitels haben Sie bereits gelesen, wie das Element Holz ins Ungleichgewicht geraten und dadurch Krankheiten auslösen kann. Dies kann ebenso auch beim Feuer geschehen. Die beiden Gegensätze sind hier die lodernden Flammen und das matte Glimmen. Ein ausgeglichenes Feuerelement zeigt sich darin, dass der Mensch einen klaren Verstand hat und in seinem Leben den roten Faden bewahrt. Lodert das Feuer dagegen in einem Menschen zu heiß, neigt er zu Gier und Fanatismus. Der Betroffene kann nicht schlafen und rennt unruhig und flackernd – den Flammen ähnlich – durch sein Leben. Mit seiner Unruhe und seiner Intensität kann ein solcher Mensch auf andere vielleicht sehr charismatisch und mitreißend wirken. In Wirklichkeit aber ist seine Seele großen Qualen ausgesetzt, und der Mensch findet nicht zu innerer Ruhe und Zufriedenheit.
Ist das Feuerelement in einem Menschen wiederum zu schwach, so kann er sich für kaum etwas wirklich begeistern. Unter Umständen wirkt er eher blass und trübe oder gar langweilig. Mangelt es an Feuer, können selbst Menschen, die eigentlich intelligent sind, zuweilen einen geradezu dummen Eindruck machen: Es fehlt der Funke, die Energie, welche die Gedanken anregt.

Eine heiße Sache

Feuer-Krankheiten haben immer viel mit Hitze zu tun. Dem Element Feuer ist der Geist zugeordnet – entsprechend sind Krankheiten, die von einem Ungleichgewicht des Feuers herrühren, oft geistiger Natur. So können sich etwa Freude und Ekstase, denen nicht genügend innere Klarheit und innere Ruhe entgegenstehen, in Wahnsinn wandeln. Nicht von ungefähr sind so viele Menschen, die als Genies bezeichnet wurden, verrückt oder zumindest unglücklich geworden!
Auf der körperlichen Ebene spielt das Feuer bei Krankheiten und Beschwerden des Herzens eine Rolle, aber auch bei Entzündungen, zum Beispiel bei einer Blasenentzündung.

Farbe ins Leben bringen

Im grauen Alltag fehlt es sehr oft an Feuer. Tun Sie deshalb etwas für Ihr Feuer: Vergessen Sie nicht, jeden Tag zumindest einmal herzhaft zu lachen – und andere damit anzustecken. Freuen Sie sich an kleinen Dingen, und bewegen Sie sich ausgiebig: Joggen, Tanzen, richtig ins Schwitzen kommen ... Umgeben Sie sich mit Schönheit, Farben und Licht. Vermeiden Sie sinnloses Reden und geistigen Austausch mit Menschen, bei denen kein Funke überspringt. Schalten Sie den Fernseher aus.

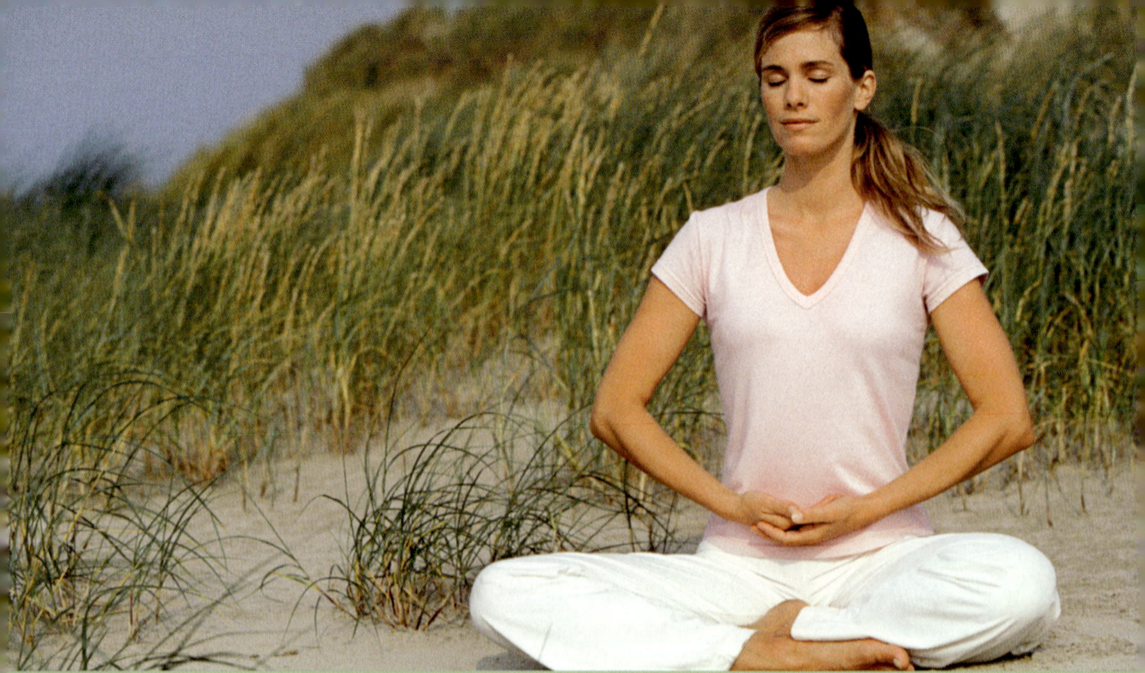

Erde – eine starke Mitte

Die Erde ist das Zentrum, der Bauch, das Selbstvertrauen und der Stoffwechsel, mit dessen Hilfe wir die Einflüsse aus der Umwelt verarbeiten. Ist Ihnen schon einmal bewusst geworden, was für einen riesigen Bauch, im Verhältnis zum restlichen Körper, kleine Kinder haben? Noch ruhen sie in sich selbst und verstehen es, ihrer inneren Stimme zu folgen. Sie spüren ihre Bedürfnisse genau und äußern sie sofort, ohne groß darüber nachzudenken. Sie schlecken mit Hingabe stundenlang an einem Lolli und lassen sich andererseits durch nichts zum Essen bewegen, wenn sie keinen Hunger haben. Sie stopfen sich normalerweise auch nicht mit Süßigkeiten voll. Ein Kind, das in sich ruht und dabei nicht gestört wird, lernt und wächst, isst nach Herzenslust und wird nicht dick. Es hat eine starke Mitte. Kleine Kinder zu beobachten, erinnert uns an etwas ganz Wichtiges: Der Bauch ist das Zentrum unserer Persönlichkeit. Hier wohnt unsere innere Stimme – deshalb sagen wir »Ich habe aus dem Bauch heraus gehandelt«.

Sich selbst vertrauen

Im Laufe der Pubertät wird der Bauch im Verhältnis zum restlichen Körper immer kleiner. Im gleichen Maße schrumpft unser Selbstvertrauen. Wo wir vorher ganz selbstverständlich in uns ruhten, müssen wir nun über alles nachdenken. Ob wir komisch aussehen. Was andere von uns denken. Wer wir überhaupt sind. Plötzlich wissen wir nicht mehr wohin mit den immer länger werdenden Armen und Beinen. Uns gefällt kaum noch etwas an uns selbst, und vielleicht hassen wir uns sogar. Wir vertrauen nicht mehr auf unsere eigene Wahrnehmung, sondern sind abhängig davon, anderen zu gefallen. Das Bauchgefühl ist uns verloren gegangen. Unsere Mitte ist schwach geworden. Es ist eine lebenslange Aufgabe, sich selbst wieder anzunehmen, zu lieben und wie als Kind ganz voller Selbstverständlichkeit im Augenblick zu leben, den eigenen Gefühlen zu vertrauen und einfach nur da zu sein.
Statt sich wieder mit sich selbst anzufreunden, beginnen nicht wenige in den Jahren der Pubertät einen Kampf gegen ihren Bauch, den sie langfristig nicht gewinnen werden, da sie gegen einen Teil von sich selbst kämpfen. Der Bauch reagiert auf diesen Kampf mit Essstörungen, Stoffwechselproblemen, Allergien und – über die Jahre – mit unaufhaltsamen Gewichtsproblemen.

Der Bauch muss alles verarbeiten

Die Mitte, der Bauch, ist der Ort, an den alles gelangt, was wir aus der Umwelt in uns aufnehmen. Nicht nur die Nahrung, sondern auch alles, was wir lesen, hören, sehen oder spüren, muss erst einmal hier »verdaut« werden. Dadurch wird aus dem Fremden etwas Eigenes. Eine starke Mitte bedeutet, dass Nahrung – geistige ebenso wie körperliche – uns nährt, stärkt und wachsen lässt. Ist die Mitte dagegen schwach, vertragen wir vieles nicht. Es kommt zu Allergien, Stoffwechselproblemen und Nahrungsmittelunverträglichkeiten. Statt uns zu stärken, macht das Essen uns nun entweder krank und dick, oder aber wir werden trotz unaufhörlichen Essens immer dünner und schwächer.

Nicht nur die Nahrung ...

Was all die anderen Dinge betrifft, die wir ebenfalls, gewollt oder ungewollt, in uns aufnehmen, so vertragen wir sie ebenfalls nicht, wenn unsere Mitte geschwächt ist. Wir sind dann leicht beleidigt, nachtragend, grübeln über jeden Satz stundenlang nach und machen uns endlose Sorgen über Gott und die Welt. Wir können nicht mehr gut lernen und uns auf nichts konzentrieren. Der Austausch mit anderen strengt uns an. Das Leben wird mühsam und alles wird zu viel.

Die ausgleichende Buddha-Natur

Chinesische Buddhafiguren haben meist einen riesigen Bauch. Es heißt, dass der Buddha die Sorgen der ganzen Welt in sich aufnehmen könne, ohne davon Bauchweh zu bekommen. Er hat eine starke Mitte, also eine starke, ausgeglichene Erde. Die Erde bringt Nahrung hervor und ernährt alle Wesen. Sie liegt in der Mitte zwischen den anderen vier Elementen und sorgt, wenn sie kräftig genug ist, für Harmonie und Ausgleich, indem sie allen gibt, was sie brauchen.

> Der Buddha hilft uns dabei, zum Gleichgewicht und einer »starken Mitte« zurückzufinden.

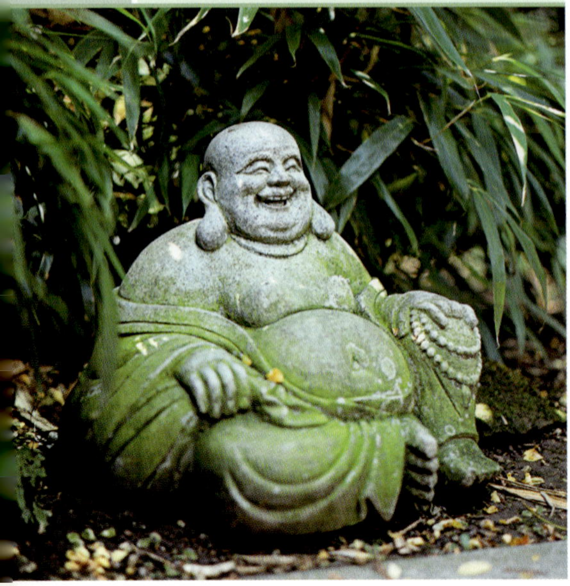

Die Erde zwischen Yin und Yang

Unter der Erde, ganz in der Tiefe, da herrscht eine gleich bleibende Temperatur: kühl, aber nicht eisig. Tiefwurzelnde Pflanzen können so auch im Winter Wasser aus der Erde ziehen, und Quellen können das ganze Jahr hindurch emporsprudeln (mehr dazu ab Seite 46). Über der Erde scheint die Sonne und erwärmt sie. Ohne diese Wärme könnte die Erde keine Nahrung hervorbringen, sie würde abkühlen und verschlammen. Die Wärme der Sonne kommt und geht, aber sie bringt Liebe und Freude (mehr darüber lesen Sie ab Seite 28).

Die Erde wirkt harmonisierend zwischen den Kräften von Kälte und Wärme, Hell und Dunkel, Yin und Yang: im Inneren als Yin-Erde und der Sonne zugewandt als Yang-Erde.

In der Chinesischen Medizin wird die Yin-Erde auch »Milz« genannt. Damit ist jedoch nicht einfach nur das Organ Milz gemeint, sondern viele unterschiedliche Zusammenhänge und Funktionskreise. Damit es nicht zu verwirrend wird, sprechen wir hier lieber ausschließlich von der Yin-Erde.

Die Yin-Erde und die Yang-Erde beeinflussen unsere Seele und unseren Körper auf vielfältige Weise. Näheres dazu können Sie zunächst einmal dem Überblick auf der rechten Seite entnehmen.

WIE YIN-ERDE UND YANG-ERDE UNS BEEINFLUSSEN

	Yin-Erde	Yang-Erde
Organ	»Milz«	Magen
Einfluss	Aus der Tiefe, von den Nieren	Von der Sonne, vom Herzen
Aufgabe	Alles vom Magen Aufgenommene in Qi (Lebensenergie) umwandeln und gerecht im ganzen Körper verteilen	Nahrung und Reize aus der Umwelt aufnehmen und »vergären«
Vorlieben	Freundlichkeit, Harmonie, Bodenständigkeit, Vernunft, ruhige Gespräche, Sicherheit und Geborgenheit	Party, heiße Diskussionen, Flippigkeit, Kommunikation total, Aufregung und Abenteuer
Unterstützt durch	Wärme, aromatisch duftende Speisen, Ruhe, Meditation	Kühle, süße Speisen, Stimulation, Abwechslung
Gefahr	Abkühlung	Erhitzung
Schlechte Eigenschaft	Trägheit	Gier
Häufige Beschwerden	Müdigkeit, Schlafsucht, Benebelung, Wassereinlagerung, Gewichtszunahme trotz wenigen Essens, schlaffes Gewebe, Pilzinfektionen	Heißhunger, Aufstoßen, Kopfweh, schlechte Zähne, faltiges, verhärmtes oder verlebtes Gesicht, Unruhe, scheinbare Herzbeschwerden

Yin-Erde: Trägheit, Harmoniesucht, Übergewicht, Schwäche

Unter dem stabilisierenden Einfluss aus der Tiefe wird die Erde zur Yin-Erde, die alle Körperteile mit Nahrung versorgt. Dazu verwandelt sie die vom Magen aufgenommenen Nahrungsmittel in eine sehr viel energiereichere Substanz, die Lebensenergie Qi, und verteilt diese überall im Körper. Dadurch wird aus dem, was wir aus der Außenwelt aufnehmen, ein Teil von uns selbst.

Menschen, die stark vom Element Erde beeinflusst sind, versuchen, alle Menschen in ihrer Umgebung zu hätscheln, zu versorgen und zu pflegen. Trotz unermüdlicher Anstrengung und Mühe gelingt es jedoch nicht immer, rundum Harmonie zu schaffen. Dann fühlt die Erde sich überfordert, leer und ausgebrannt. Für sich selbst nehmen Erde-Menschen sich oft nicht genug Zeit, denn es gibt ja noch so viel zu tun! Hastig verschlungenes, womöglich noch kaltes Essen und endlose Sorgen tun ein Übriges, um die Erde zu schwächen.

Ist die Yin-Erde schwach, kann das Qi aus den aufgenommenen Dingen nicht mehr richtig verteilt werden. Die Nahrung gibt uns dann keine Kraft und wird stattdessen im Körper zwischengelagert. So kommt es, dass gerade die unermüdlichen Kümmerer trotz ihrer vielen Aktivitäten zu Fettansatz neigen.

Auch geistige Nahrung muss verarbeitet werden. Ist die Kost zu schwer, so beginnen die Gedanken endlos zu kreisen, ohne dass viel dabei herauskommt. Wir kauen alle Tagesereignisse, besonders die unerfreulichen, zehnmal wieder, statt sie einfach abzuhaken.

Wenn die Yin-Erde schwach ist, schwächt sie sich wiederum selbst. Das heißt: Wenn sie geistige Nahrung nicht mehr verarbeiten kann, dann wird auch das Essen nicht in Qi umgewandelt – und umgekehrt.

Yang-Erde: Gier, Erregung, Heißhunger, Beschleunigung

Unter dem stimulierenden Einfluss der Sonne wird die Energie des Elements Erde zur Yang-Erde, die gierig alle Speisen und Umweltreize aufnimmt, sie erwärmt und »vergärt«.

In der Chinesischen Medizin heißt die Yang-Erde auch »Magen«. Ist unsere Sonne, das Herz, sehr warm, so wird unsere Yang-Erde angenehm erwärmt. Der Magen wird warm, und wir möchten und können viel essen, auch Kaltes – und wir vertragen das im Allgemeinen gut. Je heißer das Herz wird, je mehr Erregung und Emotionen also im Spiel sind, umso größer wird der Heißhunger, vor allem auch auf Kaltes und Süßes. Bei Kindern ist dies oft ein Dauerzustand – bei manchen Erwachsenen auch. Wenn die nächste Heißhungerattacke kommt, könnten Sie ja

einmal darüber nachdenken, was Sie eigentlich antreibt und was Ihnen wirklich fehlt. Selbst wenn die Ursache zunächst nicht zu beheben scheint – der Hunger selbst verschwindet oft, wenn Sie sich erst einmal klargemacht haben, was Sie wirklich brauchen oder sich wünschen.
Sie können Ihren Magen auch durch heiße Nahrung, wie Fleisch, Alkohol und scharfe Gewürze, bestimmte Medikamente und Lebensmittelzusatzstoffe, vor allem Aromen und Farbstoffe (in Süßigkeiten!), überhitzen. Ein heißer Magen ist oft schmerzhaft. Er kann für Mundgeruch und schlechte Zähne verantwortlich sein. Auch Schlafstörungen und (Stirn-)Kopfschmerzen können die Folge eines überhitzten Magens sein.
Umgekehrt bedeutet das: Wenn Ihre Sonne nicht scheint, wenn Sie keinerlei Lebensfreude verspüren, wird auch Ihr Magen kalt, und Ihr Appetit schwindet.

EXTRA

HIER KONNTE NUR DIE ERDE HELFEN

Als ich mein Studium der Chinesischen Medizin in China aufnahm, war ich während der ersten Monate restlos überfordert – ich musste ja nicht nur Chinesische Medizin lernen, ich musste dies auch noch auf Chinesisch tun. Eine Zeitlang ging es gut, ich lernte Tag und Nacht, vor allem erst mal Schriftzeichen. Von Chinesischer Medizin konnte ich derweil nur träumen. Nach ein paar Monaten saß ich nur noch komplett benebelt im Klassenzimmer und schlief immer öfter einfach ein. Ich mochte auch kaum noch essen. Dennoch hatte es den Anschein, dass meine Kleidung in rasender Geschwindigkeit immer enger wurde. Daraufhin aß ich natürlich noch weniger, ernährte mich vor allem von Joghurt, und begann zu joggen – der endlosen Müdigkeit zum Trotz. Das Leben wurde immer mühevoller. Ergebnis: Ich musste mir schließlich einen Rock mit Gummizug nähen, der mehr wie ein Zelt aussah als wie ein Kleidungsstück. Ich bekam Hautausschläge und war pausenlos gekränkt wegen der Frotzeleien meiner chinesischen Mitstudentinnen.
Erst als ich, trotz meiner Benebelung, die Funktion der Erde begriff, konnte ich diesen Zustand beenden. Ich nahm alles etwas leichter, aß regelmäßig und unterstützte mich mit chinesischen Kräutern. Nach einiger Zeit konnte ich wieder essen, was ich wollte, ohne zuzunehmen, und so ist es auch geblieben.

Essen mit dem Bauch statt mit dem Kopf

Qi ist der lebendige Stoff, aus dem wir bestehen. Es heißt: »Qi folgt den Gedanken.« Sind sie ausgeglichen und harmonisch, ist das Qi in Ordnung. Einer meiner chinesischen Lehrer hat es etwas überspitzt formuliert: »Ist das Qi in Ordnung, braucht man keine Vitamine.«
Sie sollen jetzt aber nicht beginnen, sich nur noch von Currywurst und Gummibärchen zu ernähren. Ihre Nahrung sollte frisch, weitgehend biologisch, abwechslungsreich und den Jahreszeiten angepasst sein – lebendig eben! Die meisten Menschen, die ich kenne, denken jedoch eher zu viel als zu wenig über das Essen nach. Statt beim Essen zu entspannen, machen sie sich Gedanken über Nährstoffe. Ich glaube, wir sind alle irgendwie diätgeschädigt. Mein Rat: Machen Sie aus dem Essen keine Wissenschaft! Essen Sie nicht mit dem Kopf, sondern mit dem Bauch. Ihr Geschmackssinn sagt Ihnen schon, was gut für Sie ist.
Ständiges Nachdenken und Grübeln über die passende Ernährungsform ist nicht nur ausgesprochen lustfeindlich. Es schwächt auch die Mitte, den Ort, von dem Gedanken der Harmonie ausgehen. Haben Sie mehr Vertrauen in sich selbst. Seien Sie froh. Denn wenn Sie froh sind, ist Ihr Qi in Ordnung. Das ist es, was mein chinesischer Lehrer meinte.

»Kalte« und »heiße« Nahrung

Die Menschen und auch die Nahrungsmittel haben eine »energetische Temperatur«. Eine Gurke ist kalt, auch nach dem Erhitzen. Rindfleisch ist warm, auch als Tatar. Unsere Ernährung sollte zu Kaltes und zu Heißes vermeiden und möglichst in der Mitte bleiben. »Heiße« Menschen sollten etwas kälteres Essen bevorzugen, »kalte« Menschen wärmeres. Aber nicht übertreiben – das mag die Mitte nicht.
Die meisten Nahrungsmittel sind nicht besonders heiß oder kalt. Extremere Temperaturen finden wir eher bei Giften und Medikamenten. Aber auch mäßig kalte oder heiße Stoffe können uns aus dem Gleichgewicht bringen, wenn wir sie zu oft und zu einseitig verwenden.
In der Tabelle rechts unten finden Sie einige Beispiele. Die kalten und heißen Lebensmittel sollten Sie in Maßen genießen. Beispiel: Ein Salatteller mit Tomaten und Gurken, dazu ein gesüßter Joghurt und danach ein Milchkaffee mit Keks sind extrem kalt. Kalte Nahrungsmittel sind eher etwas für heiße Partys. Im Alltag lassen sie sich mit heißen Gewürzen, kurz angebraten oder mit einer Tasse heißem Wasser als Getränk besser tolerieren. Wenn Sie ein stressiges Leben haben oder viel geistig arbeiten müssen, sollten Sie regelmäßige, warme Mahlzeiten bevorzugen. Die kühlen Chinesen essen zum Frühstück warmen Reisbrei!

»HEISSE« UND »KALTE« MENSCHEN

Beobachten Sie einmal sich selbst und die Menschen in Ihrer Umgebung auf die folgenden Eigenschaften und Verhaltensweisen hin – sicher werden Sie schnell feststellen, wer (im Moment) eher heiß oder eher kalt ist.

Heiß	Kalt
Wirkt emotional und temperamentvoll, aggressiv, liebt Bewegung	Wirkt kühl und in sich gekehrt, schüchtern, liebt Ruhe
Friert kaum einmal	Friert leicht
Rotes Gesicht, rote Zunge, dunkler Urin, stärkerer Körpergeruch	Blasses Gesicht, blasse Zunge, wenig, aber klarer Urin
Viel Durst, Lust auf kalte Getränke, Süßigkeiten und Eis	Wenig Durst, bevorzugt heiße Getränke und Schokolade
Isst schnell und viel, wird bei Hunger gereizt, nimmt bei Stress ab	Isst langsam und oft wenig, ist nach dem Essen müde, nimmt bei Stress zu

»HEISSE« UND »KALTE« NAHRUNGSMITTEL

Hier finden Sie einige häufig verwendete Nahrungsmittel, nach ihrem Charakter sortiert. Dieses Wissen hilft Ihnen dabei, Ihre Ernährung ausgleichend zu Ihrem Temperament zu gestalten. Auf Seite 120 finden Sie einen Buchtipp dazu.

Nahrungsqualität	Nahrungsmittel
Kalt	Tomaten, Gurken, Melonen, Zucker, Bier, Kaffee, Süßstoff
Kühl	Fast alle Gemüsesorten, brauner Zucker, Milch, Joghurt, Schweinefleisch, Muscheln, Austern, Dorsch, Heilbutt, grüner Tee
Neutral	Reis, Hirse, Knollensellerie, Pfirsiche
Fast neutral	Alle Getreidearten außer Reis und Hirse
Warm	Lauch, Fleisch, Krustentiere, Makrele
Heiß	Alkohol, Ingwer, Chili, Zwiebeln, Zimt, Nelken, Yogi-Tee, Anis, Fenchel, Kümmel, Knoblauch, Farbstoffe, Aromastoffe

Die Erde heilen

Ein Arzt zur Zeit Marco Polos verglich die Yin-Erde (siehe Seite 36) mit einem Kochtopf. In diesem »Mitte-Kochtopf« wandeln die aufgenommenen Dinge sich in Qi (Lebensenergie) um, die dann im ganzen Körper verteilt wird. Je wärmer und aktiver das Qi ist, umso vitaler fühlen wir uns. Wenn aus dem Kochtopf aber nur Halbgares quillt, werden wir schlapp, schwach und verschlacken.
Damit unser »Kochtopf« gut funktioniert und uns ausreichend mit Qi versorgt, muss die Yin-Erde möglichst stark und lebendig sein. Bücher aus dem alten China beschreiben, wie Menschen durch Grübeln und Sorgen, Existenzängste und Selbstzweifel in ihrer Mitte geschädigt werden und Verdauungs- und Stoffwechselprobleme entwickeln. Genau dies beobachte ich fast täglich in meiner Praxis. Ebenfalls schwächend sind Hektik, unregelmäßige Mahlzeiten und Abkühlung, etwa durch kalte Nahrung und Getränke oder zu leichte Kleidung.

Müde machende Feuchtigkeit

»Was sind das eigentlich für komische Dellen, die die Westfrauen an ihren Beinen haben?«, fragte mich einmal eine chinesische Freundin, als wir zusammen in einem Teehaus in Peking saßen. Ich sah sie zuerst ziemlich entgeistert an, aber sie hatte Recht: Chinesinnen haben diese »Dellen«, sprich Cellulite, nicht!
Das langsame, energiearme Qi, das bei schwacher Yin-Erde überwiegt, bis es den ganzen Körper überschwemmt, nennt man Feuchtigkeit. Es macht schwer und müde, äußert sich als ständige Abgespanntheit, Konzentrationsschwäche, Schlafsucht, »Matschkopf«, schwache Verdauung, schwere, dicke Beine, schwaches Bindegewebe, Cellulite, Gewichtsprobleme und Pilzinfektionen. Besteht dieser Zustand über längere Zeit, dickt die Feuchtigkeit ein. Das Qi ist nun fast unbeweglich, nahezu tot. Man spricht von Schleim. Bei Kindern quillt der noch sehr feuchte Schleim oft buchstäblich aus der Nase heraus. Bei Erwachsenen ist er meist zäher und tritt nicht mehr so leicht nach außen. Schleim ist die Ursache vieler Beschwerden, die zu noch mehr Schleim führen. Dicke Menschen haben oft viel Schleim und wenig Qi.

Trocknende Nahrung

Trocknend wirken bittere, aromatische Nahrungsmittel, etwa Kurkuma, bittere Salate und Gewürzkräuter. Entwässernd wirken Kürbis und Melone. Verzichten Sie ein paar Wochen auf die typischen »Befeuchter« der westlichen Esskultur: Weizen und Milchprodukte. Wechseln Sie zu Reis und Sojaprodukten, und Sie werden sehen, warum die Chinesinnen keine »Dellen« an den Beinen haben.

Ernährung für Kinder

Kinder haben meist eine starke Mitte und brauchen sie auch: Sie müssen wachsen und lernen und dabei eine Unmenge an Stoffen und Informationen aufnehmen und verarbeiten. Auch die einzelnen Nahrungsmittel müssen sie kennen lernen. Dies strengt die Mitte an. Kinder sind jeden Tag so vielen neuen Eindrücken ausgesetzt, dass sie wenigstens beim Essen eine gewisse Regelmäßigkeit und Gleichförmigkeit brauchen. Wenn man ein kleines Kind auf feste Nahrung umstellt, sollten die Lebensmittel langsam, eines nach dem anderen, eingeführt werden.
Die Grundlage der Ernährung von Kleinkindern sind warme Getreidebreie. Dazu kommt nach und nach all das, was die Erwachsenen essen. Wenn Sie einem Kind zu viele neue Nahrungsmittel auf einmal anbieten, wird seine Mitte überfordert. Das führt zu starken Emotionen, Nervosität und Aggressivität. Der Magen überhitzt sich. Das Kind wird zwischen den Mahlzeiten schnell hungrig, nascht viel und trinkt viel Kaltes. Zur Essenszeit mag es dann nicht essen, schon gar nicht »dieses komische Gemüse«. Es kommt zu Aufregung, Geschrei und Gezanke.
Alle Menschen, besonders Kinder, brauchen Ruhe und eine freundliche Stimmung beim Essen. Und regelmäßige warme Mahlzeiten mit vielen Kohlenhydraten in Form von Getreide und Reis, am besten frisch gekocht. Was sie nicht brauchen, sind Süßigkeiten, Säfte, Eis und Milchsnacks. Vor allem nicht als Beruhigungsmittel oder Liebesersatz. Kochen Sie Ihrem Kind Getreidebrei und Suppen. Essen Sie gemeinsam, das tut auch Ihnen gut. Nehmen Sie sich diese Zeit, und wenn es nur Frühstück oder Abendessen sind. Sie verringern so durchwachte Nächte, Schulstress, Geschrei, Arztbesuche, Allergietests und Diäten!

IMMER DER NASE NACH

INFO

Der saure Geschmack wirkt zusammenziehend und befeuchtend auf das Element Holz, der bittere wirkt absenkend auf das Feuer, der scharfe wirkt öffnend auf das Metall, der salzige wirkt erweichend auf das Wasser. Für Medizin und Ernährungslehre reichen diese Regeln aber nicht: Ein Apfel und eine Orange sind beide kühl, süß und sauer – und dabei komplett unterschiedlich. Jedes Nahrungsmittel, jede Heilpflanze hat einen ganz eigenen Charakter, der sich in Kombination mit anderen ändert. Glücklicherweise finden wir mithilfe von Geruchs- und Geschmackssinn meist ohne viel Theoriewissen heraus, welches Essen gerade gut für uns ist.

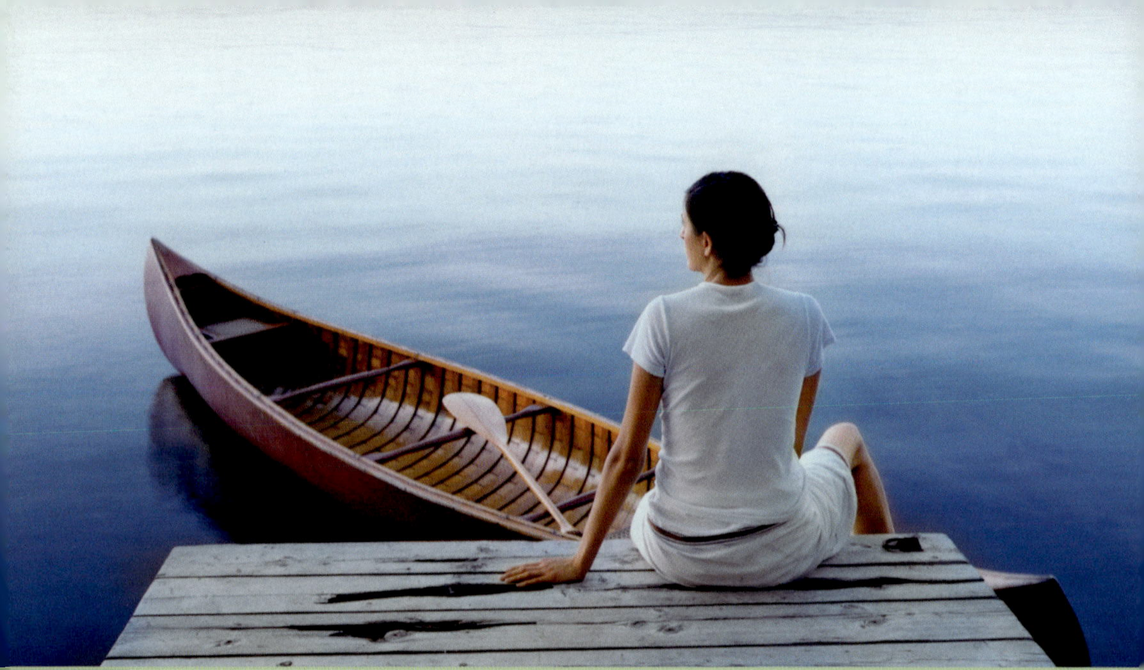

Metall – Kontakt und Rückzug

Einige Menschen lieben staubtrockenen Humor. Jene spezielle Art von Humor, bei der jemand mit todernstem Gesicht die allergemeinsten Dinge von sich gibt, ohne Rücksicht darauf, ob ein anderer verletzt wird oder nicht. Genau diese Menschen sind, wenn es um sie selbst geht, ungemein empfindlich. Sie tragen oft jede noch so kleine Kränkung jahrelang nach und lassen deshalb auch vorsichtshalber niemanden an sich heran. Solche Zyniker sind zumindest innerlich einsame Menschen.

Ein empfindlicher Schutzschild

Bei schneidendem Witz und kühler Fassade wirkt das Metall. Es ist Schwert und Schutzschild zugleich. Wo die Erde am liebsten alles gemütlich miteinander vermischen und verbinden will, achtet das Metall auf Abstände, Unterschiede, Regeln. Es lässt nichts an sich heran, mischt sich nicht unter die Menge und zeigt nichts von sich selbst. Gefühlsausbrüche findet es »klebrig«.

Metallbetonte Menschen sind oft blass oder richtiggehend weiß, zart und schmal mit feinen Gesichtszügen. Sie lieben Zahlen und Formeln und verbringen ihre Zeit lieber am Computer als im Café. Statt mit anderen Menschen kommunizieren viele lieber direkt mit dem Himmel: durch Musik. Die meisten Metallmenschen lieben Musik, und viele von ihnen sind selbst Musiker.
Metall-Menschen mit einem Hang zu Gewässern sind oft sehr spirituell. Hier, am Wasser, finden sie Heilung, wenn ihre Einsamkeit unerträglich wird.
Das Element Feuer greift das Metall an und bringt es zum »Schmelzen«. Das passiert, wenn schüchterne, reservierte Menschen erröten, aber auch bei vielen Hautkrankheiten, wie Juckreiz oder Akne.

Abwehren und aufnehmen

Im Körper wirkt der Metall-Schutzschild als Immunsystem der Haut, der Schleimhäute von Nase, Lunge und Dickdarm und der Bindehäute der Augen. Ein gesundes, harmonisches Metall wehrt aber nicht nur ab, es nimmt auch Kontakt auf: Durch die Lunge, das Yin-Metall, nehmen wir nicht nur Luft, sondern immer gleich die ganze Atmosphäre um uns herum, in uns auf. Wenn die Nase gesund ist, wird sie zum »Riecher«, der Witterung aufnimmt und blitzschnell entscheidet, ob eine Kontaktaufnahme zu einem anderen Menschen erwünscht ist. Falls nicht, geht die Nase zu, wir haben dann »die Nase voll«.

Vorsicht, Gefahr!

Auch wenn sich bei Gefahr oder Unsicherheit die Flaumhärchen auf unserer Haut wie Antennen aufstellen und wir eine Gänsehaut bekommen, ist das Metall im Spiel. Wenn das Metall überfordert ist, macht es alles dicht. Wir spüren dann gar nichts mehr, fühlen uns taub und isoliert und kühl, lassen nichts und niemanden mehr an uns heran und brillieren gelegentlich: mit trockenem Humor.

ALLERGIEN – HITZIGE ANGREIFER

INFO

»Heiß« bedeutet in der Chinesischen Medizin oft auch »giftig«. Giftiges Klima haben wir zum Beispiel bei Smog, Wohngiften, Pollenflug oder wenn Viren unterwegs sind. Die meisten von uns kommen mit Pollen gut zurecht. Kommt allerdings aus der Seele oder durch falsche Ernährung noch weitere Hitze hinzu, wird es dem Metall zu heiß: Die Lunge reagiert mit Husten, Reizungen und Schwellungen der Schleimhäute. Gelangen die »Gifte« direkt auf die Haut, kommt es zu Rötung, Brennen und Juckreiz. Bei Allergien besteht meist ein klebriger Mix aus Hitze und Feuchtigkeit.

Das Metall verwandeln

Ist das Element Metall aus dem Gleichgewicht geraten, reagiert die Lunge auf die unterschiedlichsten Reize immer gleich: mit Husten. Das Problem kann von außen kommen – durch sehr heißes, kaltes oder trockenes Wetter.
Häufig kommt das Problem jedoch von innen, aus der Seele: durch zu viel Gefühl, vor allem Trauer (Hitze), und besonders oft durch Kontaktarmut und Einsamkeit (Trockenheit, das Hauptproblem des Metalls). Seltener ist dagegen Gefühlskälte ein Auslöser. Mehr über Hitze und Kälte finden Sie übrigens im Abschnitt über das Wasser ab Seite 46.

Angriff von innen und außen

Viele Menschen kommen einigermaßen gut zurecht, wenn das Problem entweder nur von innen oder nur von außen herrührt. Bei Angriffen von beiden Seiten werden die meisten aber richtig krank. Achten Sie mal darauf, wenn Sie sich das nächste Mal erkältet haben: War es wirklich nur das Wetter (oder haben Sie sich bei jemandem »angesteckt«)? Oder hatten Sie vielleicht gleichzeitig einen seelischen Kummer, der Ihre Abwehr geschwächt hat? Waren Sie traurig? Hat Ihnen jemand »eine kalte Dusche« verpasst, sodass Ihre Gefühle abgekühlt wurden? Ähnlich wie die Lunge erkranken auch der Dickdarm und die Haut meistens durch eine Kombination von inneren und äußeren Störungen. Hier liegt eine echte Herausforderung für die Chinesische Medizin, die immer den Menschen als Ganzes berücksichtigt!

Herbststimmung

Menschen, die ihre Trauer nicht richtig spüren und ausleben können, leben stattdessen oft in einem Zustand der Dauertraurigkeit, ohne zu wissen warum. Solche Menschen erkranken nach der Chinesischen Medizin besonders oft an Haut, Lunge oder Dickdarm. Die Trauer gehört zum Metall: Die Jahreszeit des Metalls ist der Herbst, wenn alles verwelkt und vertrocknet. Das Leben zieht sich in die Tiefe zurück. Viele Kulturen feiern in dieser Jahreszeit ihre Feste für die Toten. Wie jedes Gefühl sollten wir unsere Trauer annehmen und ihr einen angemessenen Platz einräumen. Verharren wir jedoch in der Trauer und vergessen darüber ganz, uns am Leben zu freuen, wird das Metallelement irgendwann blockiert.

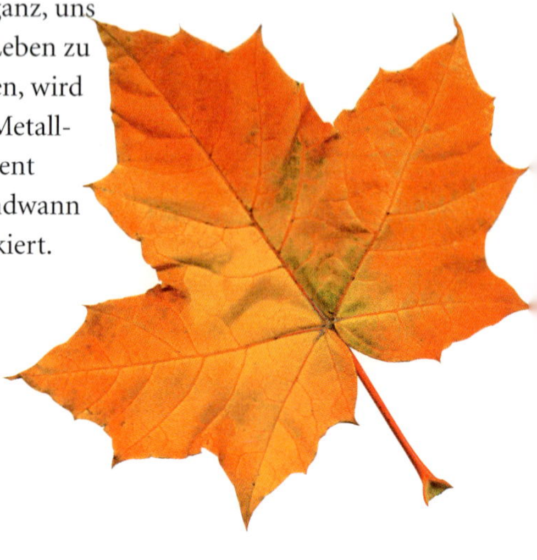

TIPP

DIE TROCKENHEIT IN SCHACH HALTEN

Den Inbegriff von Trockenheit findet man häufig in Büros oder Ämtern, wo oft nicht nur die Luft, sondern auch die Atmosphäre und die Menschen »trocken« wirken. Im Hintergrund welkt eine seit langem nicht mehr abgestaubte Büropflanze traurig vor sich hin. Papier raschelt, Bildschirme knistern. Für alles brauchen Sie ein Formular und eine Nummer. Was Sie eigentlich wünschen, zählt nicht, solange Sie es nicht schriftlich begründen können. Sie fühlen sich unerwünscht ...
Trockenheit ist abweisend, zusammenziehend und schrumpelig. Ein bisschen kennen Sie das vielleicht auch von langen Flugreisen, bei denen selbst ständiges Trinken nicht hilft. Machen Sie es doch den Frauen in Peking nach, die sich während der sehr unangenehmen Trockenheitsperioden einen Seidenschal um den ganzen Kopf wickeln, der auch das Gesicht zum Großteil bedeckt, um möglichst nichts von dem scheußlichen Klima an sich heran zu lassen. Auch mit Lebensmitteln (siehe unten) können Sie die Trockenheit ausgleichen.
Bei chronisch trockener Haut bringt oft kein Eincremen mehr Erleichterung; hier ist es besonders wichtig, die Haut von innen mit Feuchtigkeit zu versorgen: durch eine befeuchtende Ernährung, wie sie unten beschrieben ist.

Raum für Neues

Wenn Sie ausgleichend auf Ihr Metallelement einwirken wollen, versuchen Sie zunächst mit einer ausgewogenen Ernährung mit vielen frischen, gesunden Lebensmitteln etwas für Ihr Wohlbefinden zu tun. Trinken Sie statt großer Mengen kalter Getränke immer wieder, quasi pausenlos, kleine Schlückchen heißes Wasser aus einer Thermoskanne, wenn Sie mögen mit ein wenig Honig oder Birnendicksaft gesüßt. Nahrungsmittel, welche befeuchtend wirken und die Trockenheit lindern, sind zum Beispiel Birnen, Pinienkerne, Mandeln, Milch und Honig, Weizen, Tomaten und Sesamöl. Gleichzeitig ist es gut, auf bittere und scharfe Lebensmittel und Genussmittel, allen voran Kaffee, Zigaretten, Alkohol und scharfe Gewürze, zu verzichten.
Außerdem hilft Entspannung und leichte Bewegung an der frischen Luft – bei dieser Gelegenheit können Sie mal wieder richtig tief durchatmen. Auch Entspannungsübungen, etwa aus dem Yoga oder dem autogenen Training, können sehr positiv auf das Metall wirken. In der Bewegung und in der Entspannung kommt alles wieder in Fluss, und Sie sind wieder bereit, sich von Altem zu lösen – also auch von lang anhaltender Trauer – und Ihre Lebensfreude neu zu finden.

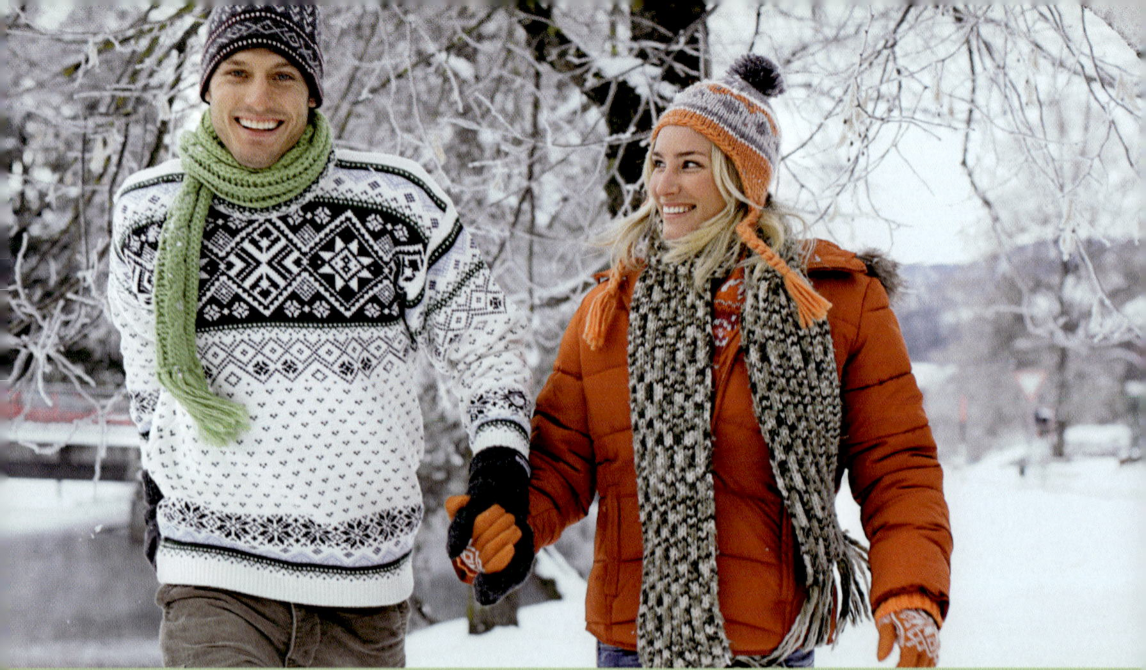

Wasser – Vibrationen aus der Tiefe

Das geheimnisvollste und gefährlichste der fünf Elemente ist das Wasser. Die Chinesen assoziieren es mit der Dunkelheit und der Nacht, mit Räubern und Dieben, mit allen möglichen Heimlichkeiten und Grausamkeiten. Der Tod ist hier zu Hause, aber auch die Sexualität und die Entstehung neuen Lebens. Ohne Wasser gibt es kein Leben, und auch unser Körper besteht zum allergrößten Teil aus Wasser. Wasser speichert Informationen in Form von Kristallstrukturen und gibt sie als Schwingungen weiter.

Essenz in Schwingung

Die spezielle vom Wasser gespeicherte Information, die bewirkt, dass wir etwas Besonderes sind und uns von all den anderen Schwingungen im Kosmos abheben, nennen die Chinesen »Essenz«. Wir bekommen die Esssenz als Schwingung von unseren Vorfahren. So wie ein Kristall die Informationen über seine innere Beschaffenheit – seine Struktur – festhält, sollten wir, solange wir leben, unsere Essenz bewahren.

Dem eigenen Willen folgen

Wasserbetonte Menschen sind oft unkonventionell und völlig furchtlos. Sie setzen sich ohne groß darüber zu reden über die Regeln der Gesellschaft hinweg und »machen ihr Ding«. Man sagt, sie haben große Ohren, buschige schwarze Augenbrauen, starke Knochen – und immer Lust auf Sex.
Beim Sex kommt die Essenz in Schwingung, tauscht sich mit der des Partners aus und wird gegebenenfalls an die Kinder weitergegeben, in denen sie dann wieder kristallisiert. Wenn wir Sex haben und die Essenz einer endlosen Reihe von Vorfahren an unsere Kinder weitergeben, wenn wir uns Dinge merken oder Vibrationen aus unserer Umwelt aufnehmen, als Intuition oder auch beim Hören, wenn wir uns vor Angst »in die Hosen machen«... In all diesen Dingen leben wir unsere Wasserqualitäten.
Körperteile mit besonders starker Wasser-Qualität sind die Genitalien, das Gehirn, die Nieren mit der Blase, die Knochen, die Haare, die Zähne und die Ohren. Irgendwo im Unterleib, die Chinesen sagen »in den Nieren«, sitzt auch der Wille (zhi, siehe auch Seite 30). Der Wille ist der Ausgangspunkt von allen Aktionen, die aus uns selbst heraus beginnen, also aus dem, was wir wirklich sind, und nicht einfach nur aus dem, was andere von uns erwarten.

Yin-Wasser und Yang-Wasser

Wasser will schwingen, fließen und sich mit dem Energiefeld, das den Kosmos ausfüllt, vereinen. Dass wir uns nicht innerhalb eines flüchtigen Momentes ganz auflösen, liegt am Yin im Wasser. Das Yin sorgt dafür, dass die Informationen, die uns ausmachen, unsere angeborene Essenz, beieinander bleiben, wie in einem Kristall oder in einer Schneeflocke. Das Beispiel der Schneeflocke zeigt, dass wir zwar eine klare und scheinbar feste Form haben, dass wir uns aber im Nu auflösen könnten, wenn die Hitze, das Yang, nur groß genug wird. Viele Wassermenschen sehnen sich genau danach. Sie suchen die Auflösung im Sex, in Drogen und in allen möglichen spirituellen oder ekstatischen Techniken, durch die sich ihre engen Grenzen auflösen und sie sich mit dem Kosmos verbinden können. Da das Yin gerade bei Wasser-Menschen eher stark ist, passiert zunächst nichts Spektakuläres bei diesen Bemühungen. Langfristig kann ein zu exzessiver Lebensstil das Yin schwächen. Es kommt auf körperlicher Ebene buchstäblich zu Auflösungserscheinungen, das heißt zu Hitzegefühlen, Nachtschweiß, Schlaflosigkeit, Bettnässen, vorzeitigem Samenerguss oder Impotenz, schwachem Rücken, weichen Knochen, wackligen Zähnen und Zittrigkeit. Auch die Verarbeitung von

Schwingungen wird schlechter, es kommt zu Geräuschempfindlichkeit, Ohrensausen und schlechtem Gehör. Hinzu kommen Ängstlichkeit und ein schlechtes Gedächtnis.
Wer auf der anderen Seite gar nichts riskiert und das Leben, aus Erschöpfung, Furcht, Konvention oder Mangel an Gelegenheit an sich vorbeilaufen lässt, bei dem nehmen Yin und Kälte überhand: Der Körper wird dann steif, kalt und schmerzhaft, die Lust auf Sex lässt nach und nichts macht mehr Spaß. Solche Menschen werden oft unfruchtbar – sie geben ja nichts her. Statt sich aufzulösen, wird der Körper »immer mehr«. Der Stoffwechsel sinkt gegen Null, und das Gewebe wird dick und teigig. Solche Menschen sind meist am ganzen Körper kalt und sie frieren bei jeder Temperatur.

INFO

NIEREN-YIN-LEERE UND NIEREN-YANG-LEERE

Ist das Yin-Wasser zu schwach, sprechen die Chinesen von einer Nieren-Yin-Leere, ist das Yang-Wasser zu schwach, nennen sie das Nieren-Yang-Leere. Unten sehen Sie, wie sich die beiden Zustände äußern können.

Nieren-Yin-Leere	Nieren-Yang-Leere
Fehlen von Kühlung und Beruhigung	Fehlen von Erwärmung und Aktivierung
Mangelnde innere Ruhe, zittrig, hektisch, ängstlich	Mangel an Schwung, schlafsüchtig, gelangweilt
Rötliches Gesicht, heiße Hände und Füße, schwitzig, Hitzewallungen	Blass und kalt, kalter Rücken, kalte Beine, friert und friert
Weiche Knochen, Osteoporose, Rückenschmerz (eher im Bereich der Lendenwirbelsäule)	Steife Knochen und Gelenke, Rückenschmerz (eher im Bereich des Kreuzbeines)
Gewichtsverlust, »Verschrumpeln«	Kein Appetit, dennoch Gewichtszunahme
Vorzeitiger Samenerguss, trockene Schleimhäute, unzureichender Aufbau der Gebärmutterschleimhaut, missgebildete Spermien	Sexuelle Lustlosigkeit, Impotenz, kein Eisprung, (zu) wenige bewegliche Spermien
Geräuschempfindlichkeit, Ohrensausen, Schwerhörigkeit	Schwerhörigkeit

Austausch von Yin und Yang

Damit weder Yin noch Yang überhand nehmen und die Menschen ihre Mitte zwischen schwingender Auflösung und völliger Erstarrung finden, empfahlen die alten Chinesen regelmäßigen Austausch von Yin und Yang. Üblicherweise war dabei die sexuelle Begegnung zwischen Mann und Frau gemeint. Da Männer oft zu viel Yang und Frauen oft zu viel Yin haben, konnten beide im gegenseitigen Austausch zu mehr Harmonie finden. Da das mit der Harmonie schon im alten China nicht immer klappte, wurden im Laufe der Zeit viele andere Techniken entwickelt, die ebenfalls zu einer größeren Harmonie zwischen den zwei kosmischen Tendenzen Yin und Yang führen können. Dazu gehören Tai Ji Juan, Qi Gong, Akupunktur und Meditation.

Vorsicht, Raub!

Beim Austausch von Yin und Yang gibt es ein häufiges Problem: Raub. Sollte einer der beiden Partner feststellen, dass der Kontakt ihn schwächt oder traurig macht, während der andere geradezu aufblüht, ist dies kein Austausch mehr, sondern »Raub«. Dies ist gar nicht so selten – schließlich gehören zum Wasser auch die Diebe. Hier hilft nur eines: Nach dem Motto »Rette sich, wer kann!« muss der Kontakt sofort abgebrochen werden, gerade auch dann, wenn der Dieb bezaubernd ist. Im alten China galten vor allem Frauen als Diebinnen, die als bezaubernde »Füchsinnen« den Männern beim Sex alle Kräfte raubten, bis diese schier dahinsiechten. Ich sehe heute allerdings öfter Frauen, die schüchtern und klein oder aber energielos, stämmig und aufgedunsen an der Seite von jugendlich straffen, selbstbewussten Männern daherkommen.

Dao – ein kosmischer Tanz

Alle Abläufe und Entwicklungen des Lebens folgen den Gesetzen von Yin und Yang. Geboren werden und sterben. Wachsen und schwächer werden. Erregung und Erschöpfung. Fülle und Leere. Wir durchtanzen immer wieder die gleichen Kreisläufe und verwandeln uns pausenlos. Solange Sie im Rhythmus mittanzen, strengt das überhaupt nicht an. Sobald Sie aber versuchen, zu verweilen oder schneller zu werden, wird es mühsam. Wenn Sie sich der Veränderung hingeben, bewahren Sie Ihre angeborene Essenz viel länger, als wenn Sie sich dagegen wehren. Manche alten chinesischen Ärzte meinten, durch völlige Hingabe an dieses Kreisen könnten sie unsterblich werden. Schon im alten China wurden sie als Spinner bezeichnet. In einem jedoch war man sich allgemein einig: Wer versucht, sich gegen die natürlichen Abläufe zu stemmen, wird sich schneller erschöpfen und öfter krank sein als diejenigen, die einfach mitschwingen.

Der Menstruations-kreislauf

Wenn es um die Menstruation geht, fällt es vielen Frauen schwer, einfach »mitzuschwingen«. Vor den »Tagen« sind sie gereizt, heißhungrig, eventuell etwas aufgedunsen und bekommen fettige Haare, dann kommen die Schmerzen und danach die totale Erschöpfung.

Ich glaube nicht, dass unser Körper so konstruiert ist, dass er uns ständig quälen muss. Ich glaube, dass wir gut und richtig sind, echte Wunderwerke der Natur. Eines der größten Wunder ist für mich der weibliche Zyklus. Er erlaubt uns, einigermaßen regelmäßig, alle Stadien zwischen Yin und Yang immer wieder zu durchlaufen und jedes Mal neue Erfahrungen zu machen, zu wachsen und unser Potenzial zu erweitern.

Natürlich habe ich gut reden: Menstruationsbeschwerden gibt es für mich nicht, denn ich habe die Chinesische Medizin. Aber in diesem Buch gebe ich Ihnen ja die hilfreichen Rezepte weiter (ab Seite 108). Wenn Sie allerdings wirklich beginnen möchten, den weiblichen Zyklus als Quelle der Kraft statt als ständiges Ärgernis zu sehen, hilft es Ihnen, ein bisschen mehr darüber zu wissen. Keine Sorge, Sie müssen nichts lernen, was Sie nicht eigentlich, in Ihrem Inneren, schon immer gewusst haben.

Tanz mit dem Mond

»Frauen gehören zum Wasser, sie schwingen mit dem Mond«, heißt es in einem alten Medizinbuch. Ein Menstruationszyklus dauert etwa achtundzwanzig Tage. Wenn Sie eher hitzig (Yang) sind, geht

> Der weibliche Zyklus ähnelt den Mondphasen und steht in engem Zusammenhang mit ihnen. Das heißt aber nicht, dass Ihre Menstruation sich genau an den Rhythmus des ab- und zunehmenden Mondes halten muss.

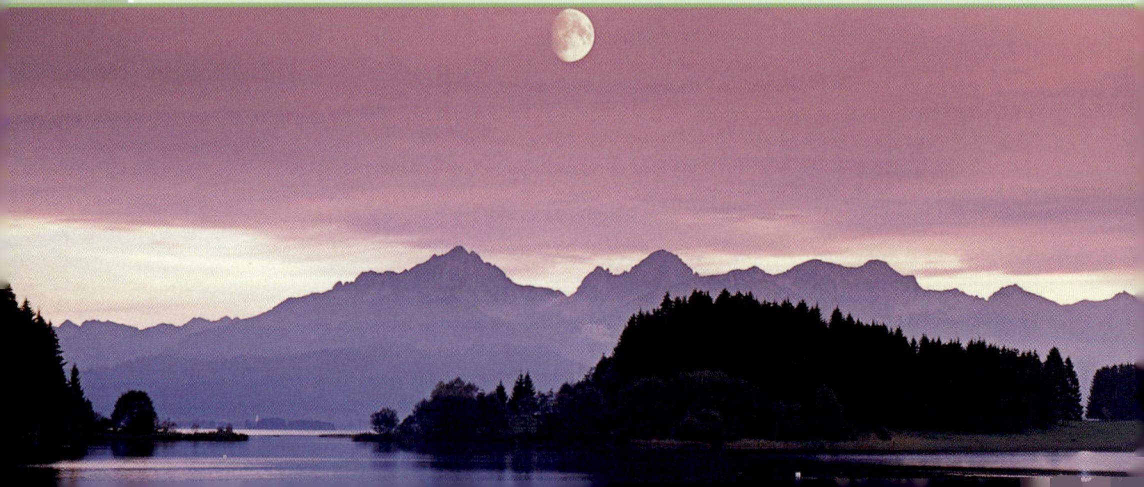

alles etwas schneller, wenn Sie eher kühl (Yin) sind, dauert alles ein wenig länger. »Mit dem Mond schwingen« heißt einfach nur: Veränderung, immer im Kreis, weich und wässrig – ob Sie nun bei Vollmond, Neumond oder irgendwann dazwischen bluten.

Erste Phase: Blutung. Yang wird zu Yin. Während der Menstruation wird altes Blut und vor allem Hitze ausgeschieden. Je »heißer« Sie sind, umso mehr bluten Sie. Die Menstruation ist die Zeit des Yin, des Rückzuges und der Besinnung. Vielleicht frieren Sie oder sind traurig. Bleiben Sie ruhig für sich oder suchen Sie die Gesellschaft von Frauen. Dies nährt ihr Yin. Verzichten Sie besser auf Sex und halten Sie ihren Bauch warm.

Sie sind jetzt sehr empfänglich für feine Schwingungen Ihrer Umgebung. Schützen Sie sich vor vermeidbaren unfreundlichen Begegnungen. Und verwandeln Sie die scheinbare Schwäche in eine Stärke: Die Zeit der Menstruation ist der richtige Moment, Ihre Intuition bewusst zu trainieren und zu nutzen, indem Sie intensiv auf Ihre Eingebungen, Gefühle und Träume achten und danach handeln.

Zweite Phase: Aufbau von Yin-Säften. Unmittelbar nach der Menstruation sind die Schleimhäute eher trocken. Starker Ausfluss ist dagegen ein Zeichen von innerer Feuchtigkeit. Mehr darüber finden Sie im dritten Kapitel auf Seite 85 und 113. Die Säfte werden nun bis zum Eisprung erneuert. Das Vaginalsekret nimmt wieder zu. Das Yin wächst – viele Frauen fühlen sich ganz in ihrem Element. Sie unterstützen die Erneuerung, indem Sie viel frisches Obst, vor allem Beeren, und eventuell Geflügel essen. Mehr dazu gibt es im dritten Kapitel auf Seite 57.

Dritte Phase: Eisprung. Yin wird zu Yang. Die Körpertemperatur steigt. Das Vaginalsekret wird richtig flüssig – ein Zeichen von Hitze, ähnlich wie bei sexueller Erregung. Danach dickt es dann durch die Hitze langsam ein.

Vierte Phase: Aufbau von Yang. Das Yang wächst weiter. Sie sind für ein nach außen gerichtetes, aktives Leben gut ausgerüstet. Die Chinesen sagen, dass Frauen während dieser Zeit zu Tigerinnen werden. Je mehr Sie diese Tigerinnennatur ausleben, umso weniger wird es zu Blockaden und Stimmungsschwankungen kommen – und umso weniger werden Sie unter dem so genannten »prämenstruellen Syndrom« (PMS) leiden. Wenn Sie zum Beispiel das Gefühl haben, dass es an der Zeit für einen ordentlichen Streit ist, warten Sie bis kurz vor der Blutung: Dann haben Sie am meisten »Dampf«.

Wenn das Yang nicht weiter wachsen kann, schlägt es in Yin um. Lassen Sie los: Die Blutung beginnt. Da unser Lebensstil die Kunst des Loslassens oft nicht fördert, kommt es zu Krämpfen und Schmerzen. Hier helfen Sport oder Sex. Danach bleiben Sie am besten für sich.

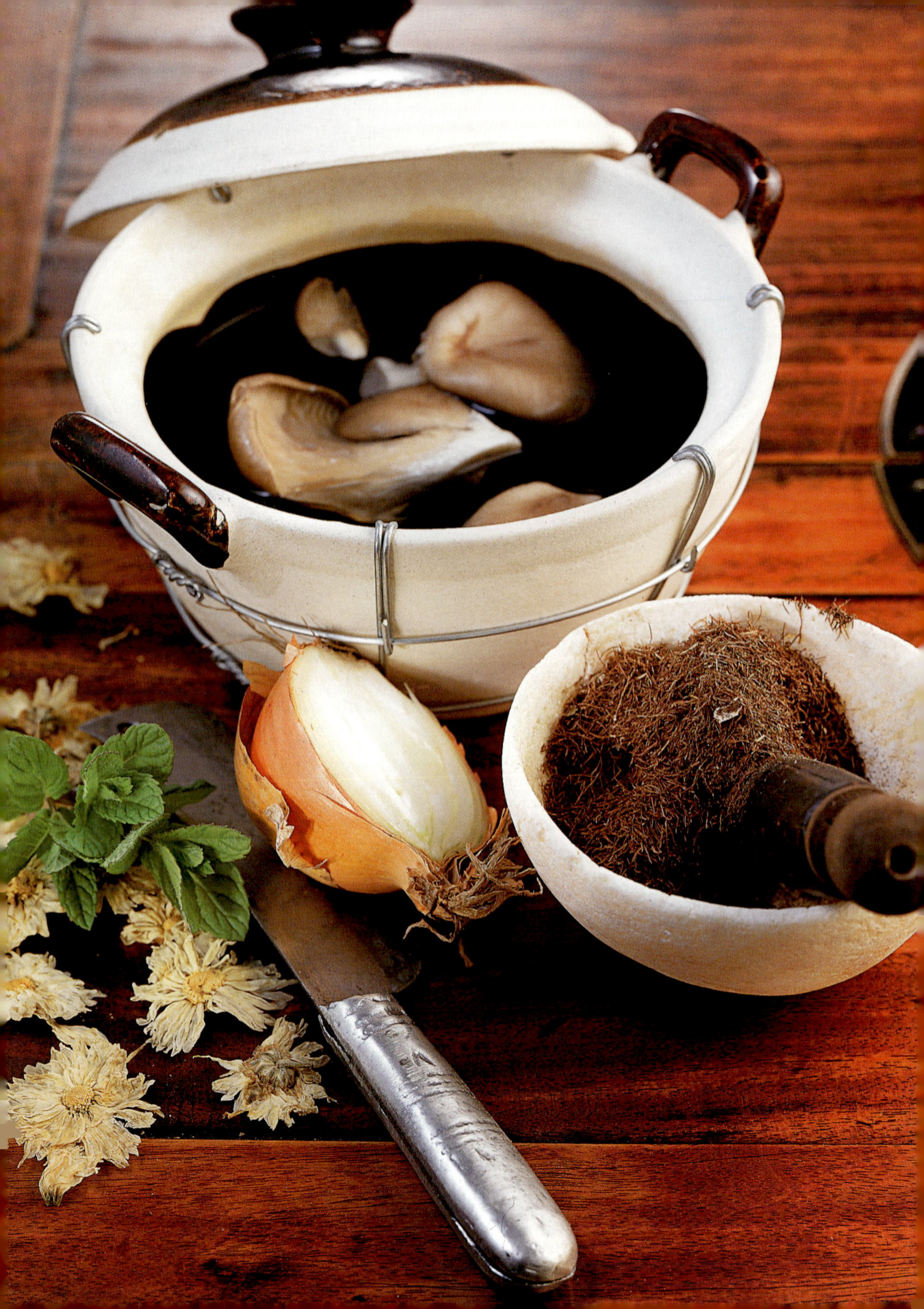

Rezepte
für Körper
und Seele

Wenn sich die fünf Elemente im harmonisch fließenden Gleichgewicht von Yin und Yang befinden, sind wir gesund. Hier finden Sie viele wirkungsvolle chinesische Haus- und Heilmittel, die immer den Menschen als Ganzes berücksichtigen. Sie können einfach in den Rezepten schmökern oder, wenn Sie etwas Bestimmtes suchen, im Rezeptregister ab Seite 123 nachschlagen.

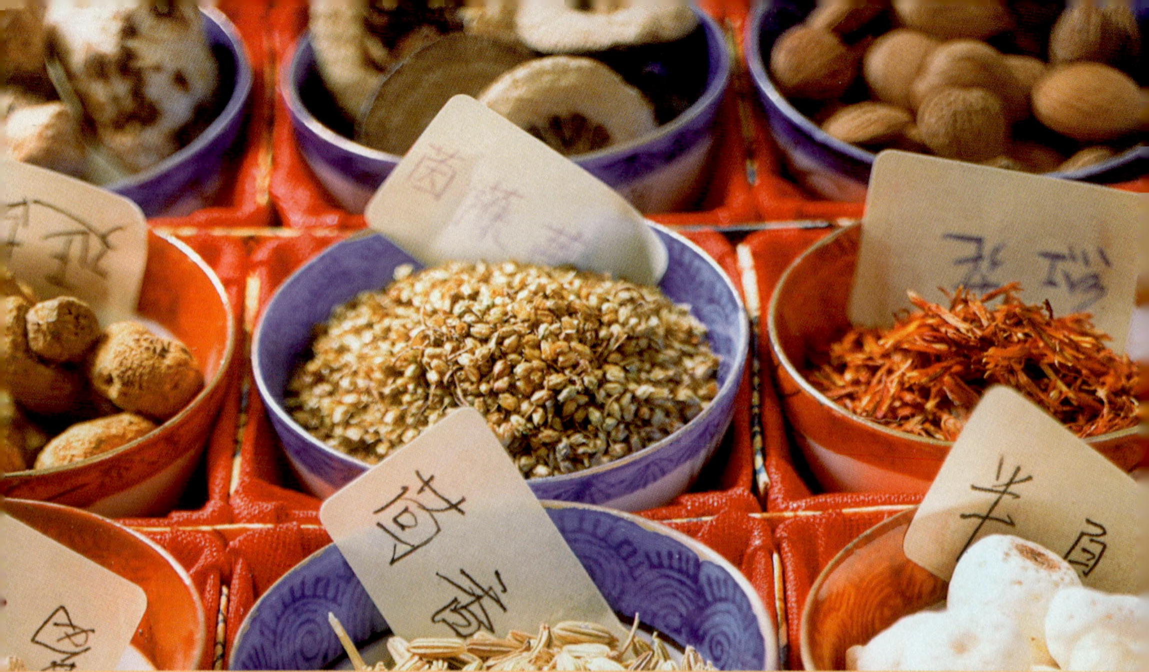

Kleine Grundausstattung für Ihre Rezepteküche

Bei Koch- oder Bastelbüchern stört es mich oft, wenn ich die benötigten Zutaten oder das Material nur mit großer Mühe auftreiben kann. Bis ich endlich alles zusammenhabe, ist mir meist die Lust vergangen, oder ich stelle zu guter Letzt fest, dass doch noch irgendetwas fehlt. Das wird Ihnen mit den chinesischen Hausmitteln, die ich für dieses Buch ausgewählt habe, hoffentlich nicht passieren. Hier finden Sie noch einige Tipps dazu, was Sie brauchen und wo Sie es bekommen.

Zutaten und Werkzeug

Für die Zutaten reicht meist der Besuch in einem Supermarkt mit einer guten Gewürzabteilung. Weitere Kräuter erhalten sie im Bio- oder Kräuterladen, im Reformhaus, auf dem Wochenmarkt oder in der Apotheke. Frischen Ingwer gibt es in der Gemüseabteilung und im Bioladen. Bei den Rezepten sind meist die Mengen für eine Anwendung angegeben – denken Sie dann bei einer mehrtägigen Kur daran, entsprechende Mengen zu kaufen.

Im Asienladen gibt es alles – und noch mehr

Wenn Sie einen der immer zahlreicher werdenden China- oder Asia-Supermärkte in Ihrer Nähe haben, schauen Sie dort einmal rein. Neugierige Menschen finden in diesen Läden nicht nur so ziemlich alle Zutaten aus diesem Buch, sondern auch viele andere interessante Dinge. So schwören meine Kinder und ich zum Beispiel auf einen Hustensaft, der nicht nur wirklich hilft, sondern auch schmeckt wie flüssige Schoko-Pfefferminz-Täfelchen. (Ehe Sie mich jetzt mit Briefen bombardieren, verrate ich Ihnen seinen Namen: »Nin Jiom Natural Herbs, Loquat and Honey Extract«.)

Ein paar »Spezialitäten«

Das eine oder andere Rezept mit speziellen chinesischen Zutaten musste ich Ihnen aber einfach verraten. So zum Beispiel das Elixier bei Liebeskummer (siehe Seite 67) aus dem Buch »Der Weg der Kaiserin«, meiner Meinung nach die einzige Medizin zum Einnehmen, die wirklich bei solchem Seelenschmerz hilft, übrigens auch bei älteren Semestern. Wenn Sie also in einem Rezept lateinische Zutatennamen vorfinden, legen Sie es einfach in einer gut sortierten Apotheke vor oder bestellen Sie die Zutaten über eine der Adressen auf Seite 121.

Einfaches, gutes Werkzeug

Ihr wichtigstes Werkzeug ist ein Topf. Die Chinesen nehmen zum Kochen von Kräutern meist einen Tontopf. Ton entspricht der Erde und erzeugt eine milde, anhaltende Hitze. Ein Emailtopf (Email gehört auch zur Erde) oder notfalls ein Topf aus rostfreiem Edelstahl tun es aber auch. Verwenden Sie keine Aluminiumtöpfe und keine Mikrowelle. Im Asienladen gibt es auch Spezialtöpfe mit Timer zum Abkochen chinesischer Heilkräuter. Ich habe aber auch keinen und koche fast täglich chinesische Heilkräuter.
Im Asienladen oder im Eine-Welt-Laden finden Sie sicher einen großen irdenen Mörser. Darin können Sie Kräuter und Gewürze zerkleinern, aber auch leckeren Pesto herstellen!

TIPP: FRISCHER INGWER

Eine frische Ingwerknolle sollten Sie immer im Haus haben. Einige Scheiben, kurz mit Wasser aufgekocht und vielleicht etwas gesüßt, ergeben ein leckeres Alltagsgetränk, das entgiftet. In den Rezepten wird er Ihnen immer wieder begegnen. Verwenden Sie, wenn nicht anders angegeben, frischen Ingwer, möglichst aus Bio-Anbau. Die Knollen sollten keine schimmligen Enden haben.

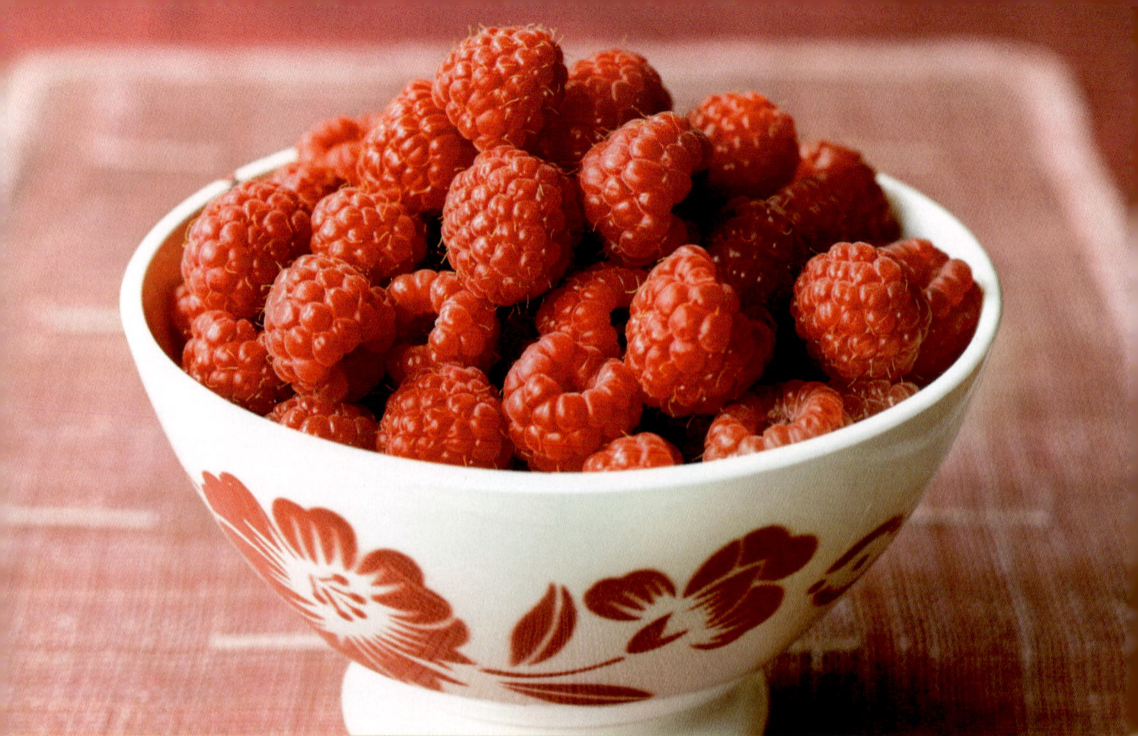

Rezepte für das Holz

Mit dem Frühling, dem das Element Holz zugeordnet ist, beginnt ein neuer Jahreszyklus. Zarte Pflänzchen kommen hoch ans Licht, und die Säfte steigen in den Bäumen nach oben.
Zum Holz gehört die Leber, und die hat viel zu tun: Sie verarbeitet nicht nur unsere Nahrung, sondern auch all unsere Emotionen. Bei Beschwerden des Holzes ist es wichtig, gestaute Energien in Kopf und Bauch zu lösen und zu beruhigen.

Kopfschmerzen

Wenn Ihr Kopf aus irgendeinem Grund unerträglich dröhnt, probieren Sie es doch mal mit Tigerbalsam, den Sie in einer Schüssel mit heißem Wasser auflösen und inhalieren. Die Rezepte auf den folgenden Seiten machen den Kopf allerdings noch besser frei. Außerdem finden Sie hier ein paar stärkende, wohltuende Rezepte für die Augen.

Tee gegen Alkoholkater

1 EL Kardamomsamen ▪ reines ätherisches Pfefferminzöl

- **Wirkung:** Vertreibt den »Kater«.
- Kochen Sie die Kardamomsamen in etwas Wasser 3 Min. auf. Abseihen und 5 Tropfen Pfefferminzöl hinzugeben.
- Den Tee warm trinken.

Knoblauchkur

1 dicke, schön frische Knoblauchzehe

- **Wirkung:** Wenn der Kopf sich ganz und gar dicht anfühlt und höllisch schmerzt, befreit diese kleine Kur blockierte Nebenhöhlen von hartnäckigem Schleim. Nicht selten ist der Kopfschmerz danach wie weggeblasen.
- Zerquetschen Sie die Knoblauchzehe mit einer Gabel.
- Legen Sie sich hin und verteilen Sie den Brei in beide Nasenlöcher (aber nicht zu tief!).
- Schließen Sie den Mund und versuchen Sie, durch die Nase zu atmen – die jetzt natürlich zunehmend triefen wird.
- Atmen Sie die Knoblauchdämpfe so lange, bis die Augen kräftig zu tränen beginnen. Tränen befreien die Leber!
- Nun können Sie die Knoblauchzehe wieder ausschnäuzen oder mit Salzwasser ausspülen.
- **Wichtig:** Bei gleichzeitiger Übelkeit mit heißem Kopf machen Sie die Knoblauchkur besser nicht, da der Knoblauch dann zu heiß ist.

Chrysanthemen-Säckchen

1 Baumwollsäckchen, gefüllt mit getrockneten Chrysanthemenblüten (Asienladen) und getrockneter Pfefferminze

- **Wirkung:** Bringt kühlende Linderung bei verspanntem Nacken und heißem, schwitzenden Kopf.
- Das Säckchen zum Schlafen in den Nacken legen.

TIPP

BEEREN GEGEN ERSCHÖPFUNG

Wenn sehr erschöpfte Menschen unter Schmerzen leiden, werden sie nicht mit scharfen Kräutern wie Pfefferminze behandelt, sondern erst mal mit Beeren »aufgefüllt«. Süßsäuerliche rote Beeren nähren das Blut. Sie sind in vielen Mitteln gegen Wechseljahrsbeschwerden, Schlafstörungen und Nervosität enthalten. Ob chinesische Bocksdornfrüchte (siehe »Augenjuwelen-Tee«, Seite 58), Maulbeeren (türkischer Laden), Himbeeren, Erdbeeren, Johannisbeeren – sie wirken alle ähnlich stärkend.

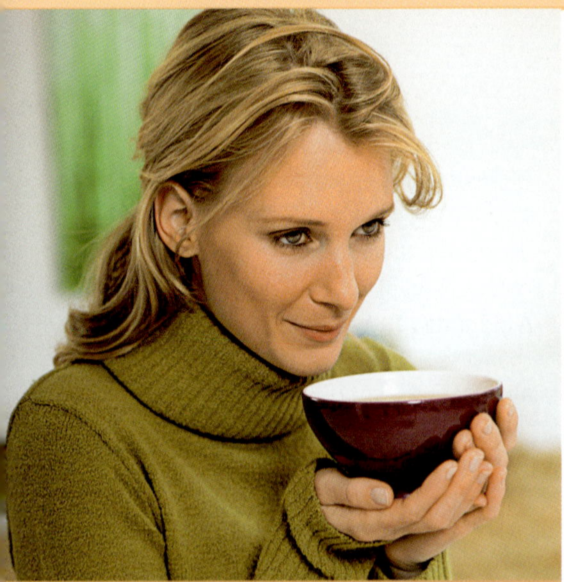

Der Augenjuwelen-Tee ist eines der besten Mittel, um die Sehkraft zu stärken.

Augenjuwelen-Tee

1 EL getrocknete Bocksdornfrüchte (Fructus Lycii)

- **Wirkung:** Ein wohlschmeckendes Getränk, das hilft, die Sehkraft zu erhalten.
- Die Bocksdornbeeren mit 1/2 l kochend heißem Wasser überbrühen, zugedeckt 10 Min. ziehen lassen.
- Sie brauchen den Tee nicht abzuseihen. Die leckeren Beeren können Sie mit in die Tasse geben und zum Schluss herauslöffeln.
- Den Tee warm trinken. Regelmäßig eine Zubereitung pro Tag genießen.
- **Tipp:** Sie erhalten Bocksdornfrüchte in jedem guten Asienladen. Fragen Sie einfach nach den »roten Beeren für die Augen«. Sie können die Beeren wie Rosinen für allerlei Süßspeisen verwenden, in Ihre gewohnte Teemischung geben oder ein paar im Reis mitkochen. Sieht wunderhübsch aus!
- **Tipp:** Wenn Sie zu den »Sieben Kostbarkeiten für das Blut« (Seite 61) noch 3 EL Bocksdornfrüchte zufügen, erhalten Sie ein Powermittel für die Augen.

Blutstärkender Himbeertee

2 EL getrocknete unreife Himbeeren

- **Wirkung:** Unterstützt und fördert die Sehkraft bei schwachen Augen.
- Die Himbeeren in 1/2 l kochendes Wasser geben und kurz aufkochen.
- 10 Min. ziehen lassen, abseihen und den Tee warm trinken.
- **Tipp:** Ernten Sie die Himbeeren unreif, also grün, und trocknen Sie sie auf Vorrat. Wenn Sie keinen Garten haben oder keine wilden Himbeeren finden, kann Ihnen vielleicht der Obstgärtner auf dem Markt einige grüne Beeren mitbringen.
- **Tipp:** Über längere Zeit verwendet hilft der Tee auch gegen Impotenz und vorzeitigen Samenerguss.
- **Wichtig:** Wie die Bocksdornfrüchte wirken auch die Himbeeren nicht sofort, sondern auf lange Sicht. Haben Sie etwas Geduld!

Bauchweh und »Hochspannung«

Verkrampfungen und Anspannung können sich auf vielfältige Weise äußern, zum Beispiel als Bauchschmerzen, aber auch als Bluthochdruck und als innere Unruhe.

Cassiasamen-Tee

30 g Semen Cassiae torae

- **Wirkung:** Bei verkrampftem Bauch, Verstopfung und vor der Menstruation macht der Tee den Bauch wieder weich. Täglich getrunken, hilft er die Blutfette zu senken.
- Die Cassiasamen in einer Pfanne trocken rösten und zermörsern.
- Mit 1/2 l kochendem Wasser überbrühen und kurz aufkochen lassen. 10 Min. ziehen lassen und abseihen. Warm trinken.

Tee, der Bauchweh löst

24 g des Inneren von Pfirsichkernen ▪ 18 g des Inneren von Pflaumenkernen ▪ 12 g Mariendistelsamen ▪ 3 g Fenchelsamen

- **Wirkung:** Wirkt lösend bei sehr hartnäckigen Verspannungen, wenn sogar das Wasserlassen wie verkrampft ist und Sie eine Blasen- oder Eierstockentzündung befürchten; wenn der Stuhl hart wird, eventuell vor der Menstruation.
- Die weichen Kerne der Pfirsiche und Pflaumen mithilfe eines Hammers aus den Steinen holen. Diese sind bei sehr reifen Früchten oft schon geöffnet.
- Alle Zutaten 10 Min. in 1/2 l Wasser kochen. Die Hälfte des Tees sofort heiß, auf nüchternen Magen trinken. Den Rest im Laufe des Tages verbrauchen. Eventuell am nächsten Tag wiederholen.
- **Variante:** Sie können einen ähnlichen Tee auch in der Apotheke bestellen:

24 g Semen Persicae ▪ 24 g Semen Pruni armeniacae ▪ 18 g Radix Angelicae sinensis ▪ 6 g Semen Foeniculi ▪ 6 g Flores Carthami

- 10 Min. in 2 l Wasser kochen, kühl stellen und über 3 Tage verteilt immer wieder etwas von dem Tee erwärmen und möglichst auf leeren Magen trinken.

Maishaartee bei Bluthochdruck

3 EL getrocknete Maishaare

- **Wirkung:** Zur unterstützenden Behandlung von Bluthochdruck; hilft die Blutfette zu senken. Wird in China gerne als Haustee nach dem Essen getrunken.
- Maishaare mit 1/2 l Wasser kurz aufkochen, 10 Min. ziehen lassen. Warm halten, im Laufe des Tages trinken.
- Mindestens 4 Wochen anwenden.

Sommerlicher Chrysanthemen-Tee

6 getrocknete Chrysanthemenblüten (Asienladen) ▪ nach Geschmack ein wenig weißer Zucker

- **Wirkung:** Chrysanthemenblüten helfen vor allem gegen unangenehme Hitzegefühle und Rötung des Gesichtes, zum Beispiel wenn bei Heuschnupfen die Augen rot sind und brennen. Die Blüten wirken außerdem bei Entzündungen vielfältiger Art, etwa bei Hautreizungen bis zu Neurodermitis. Chrysanthemen-Tee ist ein gutes Getränk für Menschen mit innerer Hitze und leichten Leberproblemen, welche sich etwa in Sommergrippe, Verspannungen, Bluthochdruck, erhöhten Blutfetten, Übergewicht mit Heißhunger sowie Diabetes (Zucker dann weglassen!) äußern können.
- Die Blüten mit kochend heißem Wasser überbrühen und zugedeckt 10 Min. ziehen lassen. Nach Belieben mit etwas Zucker süßen.
- Die Blüten werden nicht abgesiebt, sondern schwimmen dekorativ im fertigen Getränk. Sie dürfen sogar mitgegessen werden!
- Der Tee kann nach Geschmack heiß oder kalt getrunken werden.

INFO

CHRYSANTHEMEN-TEE

Chrysanthemen-Tee ist in China als Getränk außerordentlich beliebt. In vielen Gegenden wird er, besonders im Sommer, sogar häufiger getrunken als der grüne Tee.

Der Aufguss aus den Chrysanthemenblüten ist von zartgelber Farbe und besitzt einen lieblich duftigen Geschmack, der durch leichtes Süßen noch unterstrichen wird. Mittlerweile gibt es das beliebte Getränk auch in Dosen und als Instant-Aufguss.

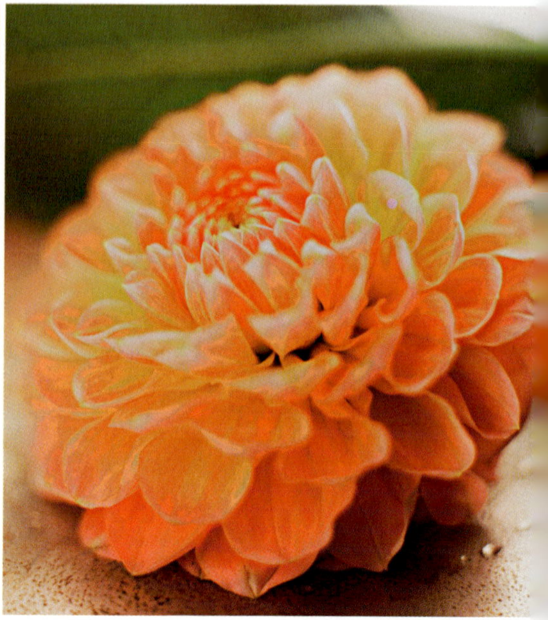

Gutes für Haut & Haar

Für Haut und Haare gilt: Die Ernährung erfolgt von innen. Die Haare spiegeln den Zustand des Yin-Holz des Blutes wider: Sind wir gut mit dem nährenden Saft versorgt, wachsen sie üppig und stark. Bei Mangelzuständen oder hormonellen Störungen reagiert das Haar oft zuerst.
Ein häufiges Problem sind Schuppen, die sehr unterschiedliche Ursachen haben können. Klebrige, fettige, eher große Schuppen sind oft ein Zeichen von Hitze und eventuell Gift. Hier helfen etwa Maishaartee (Seite 59), Chrysanthemen-Tee (Seite 60), die Reinigende Kur (Seite 75) oder der Reinigende Frühlingswind (Seite 64). Äußerlich können Sie die juckende Kopfhaut nach jeder Wäsche zur Kühlung mit sehr starkem Chrysanthemen-Tee einreiben. Verzichten Sie eine Zeitlang auf Alkohol und tierisches Eiweiß.
Rezepte gegen trockene Schuppen, dünnes, brüchiges Haar und Haarausfall und für schöne Haut finden Sie auf dieser und den nächsten Seiten.

Walnussextrakt

7 frische Walnüsse ▪ 1 Birne ▪ 1 Prise Salz ▪ etwas Zitronensaft

- **Wirkung:** Stärkt die Kopfhaut und hilft bei trockenen kleinen weißen Schuppen.
- Morgens die Zutaten zermörsern und zugedeckt den Tag über stehen lassen.
- Am Abend die Masse durch ein Tuch pressen, den Saft auffangen. Tröpfchenweise in die Kopfhaut massieren.

Sieben Kostbarkeiten für das Blut

Je 10 bis 20 g folgender Zutaten: Longan-Früchte ▪ »rote Datteln« ▪ Maulbeerfrüchte ▪ schwarzer Sesam ▪ Lotussamen ▪ frische Erdnüsse ▪ Walnüsse

- **Wirkung:** Päppelt bei Blutleere trockene und dünne Haare wieder auf und wirkt Haarausfall entgegen.
- **Tipp:** Zu Blutleere kommt es oft nach einer Entbindung, starker psychischer Belastung oder bei Überarbeitung im Beruf. Andere mögliche Probleme bei Blutleere sind: Verstopfung, Nervosität, »schwache Nerven«, blasse, welke Haut, trockene Augen, Muskelkrämpfe oder Zittrigkeit und schlechter Schlaf.
- Alle Zutaten mit Wasser bedecken und 30 Min. köcheln. Bei Bedarf etwas Wasser nachgießen. Nach Belieben mit Honig süßen und als Kompott essen.
- Mindestens 3-mal pro Woche, insgesamt 4 Wochen lang, wiederholen.
- **Tipp:** Die Zutaten erhalten Sie im Asienladen oder im türkischen Laden. Es macht nichts, wenn eine Zutat fehlt. Sie können auch noch einheimische

Beeren, Bocksdornfrüchte oder Mandeln zugeben.

> **Tipp:** Sie können die Zutaten auch mit 50 g Klebreis zu einem Brei kochen und als blutstärkendes süßes Frühstück genießen. Chinesische Frauen beugen so Blutleere und Wechseljahrsbeschwerden vor. Bauen Sie nach der Kur die Zutaten in Ihre tägliche Ernährung ein.

Sesamöl-Packung

1/4 Tasse Sesamöl

> **Wirkung:** Schafft Linderung, wenn der Kopf juckt und die ohnehin trockene Kopfhaut vom ständigen Kratzen noch gereizter ist.

> Das Öl leicht erwärmen und so warm wie möglich in die Kopfhaut massieren: Es sollte gerade noch auszuhalten sein.

> **Tipp:** Sesamöl wird von chinesischen Mamas und Omas gern bei allen kleinen Blessuren der Kinder verwendet: Ein paar Tropfen Sesamöl werden einfach auf die Haut aufgetragen. Auch raue Lippen und rissige Mundwinkel sprechen auf Sesamöl besser an als auf viele der teuren Lippenpflegestifte, die es bei uns im Drogeriemarkt zu kaufen gibt. Sesamöl bekommen Sie im Bioladen und in Feinkostabteilungen. Nehmen Sie das ungeröstete Öl; das aromatisch geröstete Öl ist nur als Küchenzutat zu verwenden.

Kaiserliche Schönheitskur

Für 2-mal 5 Tage: 100 g Radix Angelicae sinensis ▪ 100 g Rhizoma Polygoni multiflori ▪ 100 g Caulis Milletiae ▪ 75 g Poria Cocos

> **Wirkung:** Das Rezept wurde von den Damen des kaiserlichen Hofes zur Verjüngung ihres Teints, ihrer Haare, Nägel und zur Anregung des Stoffwechsels verwendet.
> Die Wirksamkeit dieser Kur beruht darauf, dass sie sehr stark das Blut nährt, und zwar noch intensiver als das Rezept »Sieben Kostbarkeiten für das Blut« von Seite 61. Leider ist sie allerdings auch was den Preis der Zutaten betrifft ein echtes »Palastmittel«.

> Die Hälfte der Kräuter in 2 l Wasser mindestens 30 Min. einweichen. Danach 30 Min. bei kleiner Flamme auskochen.

> Den Tee abseihen und die Kräuter noch einmal in etwas weniger Wasser auskochen. Beide Tees zusammengießen und kühl aufbewahren.

> 3-mal täglich nach dem Essen etwas Tee erwärmen und einnehmen. Im Laufe von 5 Tagen aufbrauchen.

> Danach die zweite Kräuterhälfte genauso zubereiten und die Kur noch 5 Tage fortsetzen.

> **Tipp:** Die Kur wird am besten im Winter durchgeführt, da zu dieser Zeit die Yin-Kräfte besonders stark sind.

Schwarzkopfraben-Tee

9 g Rhizoma Polygoni multiflori

- **Wirkung:** Diese rabenschwarze Knöterich-Wurzel nährt das Blut und gilt als das beste Mittel gegen das Dünnerwerden und Ergrauen der Haare.
- Die Wurzel für mindestens 10 Min. auskochen und den Tee trinken. Sie können die Wurzel am nächsten Tag noch einmal verwenden. Nehmen Sie jeden zweiten Tag eine neue Dosis von 9 g und setzen Sie die Kur so lange fort, wie Sie möchten.
- **Tipp:** Wenn Sie dieses Mittel ausprobieren möchten, brauchen Sie ein wenig Geduld, der Erfolg zeigt sich hier auf lange Sicht.
- **Tipp:** Für die Chinesische Medizin ist das Blut ein geistiges Prinzip, eine Art »flüssige Seele«. Geistige Erschöpfung und Erschöpfung der Augen schwächen das Blut ganz erheblich, zum Beispiel, wenn Sie lange lesen (oder auf Bildschirme starren!). Blut entsteht im Herzen, sagen die alten Chinesen. Pflanzen und Nahrungsmittel können den Körper befeuchten und straffer machen. »Säfte nähren« nennt die Chinesische Medizin das. Um das Blut zu nähren, muss aber auch der Geist genährt werden. Versuchen Sie, weniger zu reden, weniger zu lesen, sich weniger Reizen auszusetzen und stattdessen regelmäßig zu meditieren – am besten vor Mitternacht, da Sie dann das Yin am wirkungsvollsten stärken können. Mehr über Meditation finden Sie auf Seite 69.

Ein uraltes, luxuriöses Rezept: Die kaiserliche Schönheitskur wirkt intensiv von innen und verleiht Ihnen ein frisches und jugendliches Aussehen.

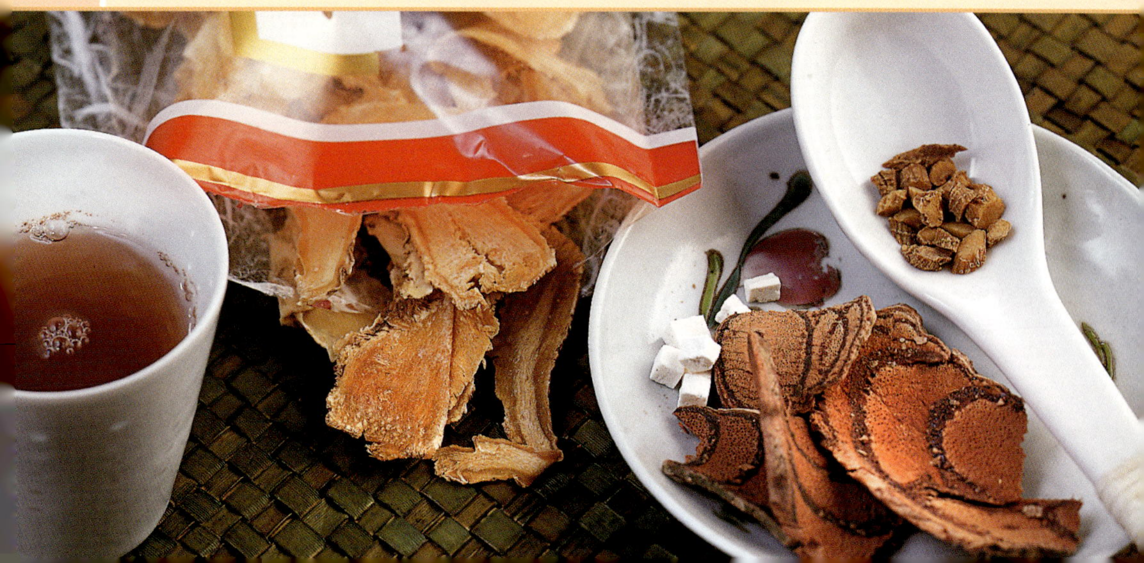

Fehlernährung

Menschen, die viele tierische Nahrungsmittel zu sich nehmen und sich von minderwertigen Produkten ernähren, zum Beispiel mit vielen Süßigkeiten und Imbissbuden- oder Mikrowellenessen, sind oft »dauerschlapp«, da aus diesen Dingen kaum Qi gewonnen werden kann. Durch das zusätzliche Gift kommt es unter anderem zu Stimmungsschwankungen und Depressionen. Magen und Darm reagieren oft gereizt, etwa mit Übelkeit oder ständig breiigem und übel riechendem Stuhl. Vergleichbare Zustände treten nach Alkoholgenuss auf. Der Kopf wird heiß und schwer, die Konzentration schwach. Die giftige Feuchtigkeit neigt dazu, sich festzusetzen und führt zu Stoffwechselstörungen, Übergewicht und oft auch Leber-, Gefäß- oder Nervenerkrankungen.

Tee der 1000 Tugenden

50 g getrocknete Mandarinenschalen mit dem weißen Häutchen ▪ 1 EL grüner Tee ▪ 1 Zweig frische Minze oder 1 Beutel Pfefferminztee

- **Wirkung:** Reinigt und entgiftet den Körper am »Morgen danach«.
- Mandarinenschalen in 1/2 l Wasser 4-mal kurz aufkochen, vom Herd nehmen, grünen Tee und Minze dazugeben, kurz ziehen lassen und abseihen.
- Sofort auf nüchternen Magen trinken und mit einer Wärmflasche auf dem Bauch noch mal 30 Min. ins Bett legen.
- **Tipp:** Ein weiteres Rezept gegen den »Kater« finden Sie auf Seite 57.

Reinigender Frühlingswind

20 g getrocknete Mandarinenschalen mit dem weißen Häutchen ▪ 1 EL roter Tee, zum Beispiel Pu-Erh- oder Tuocha-Tee

- **Wirkung:** Hilft als kurmäßige Anwendung bei der Entgiftung. Wirkt aber auch entspannend – dies könnte Ihnen dabei helfen, nicht gleich wieder zu Fast Food zu greifen, sondern mal in aller Ruhe was Leckeres zu kochen.
- Die Mandarinenschalen in 1 l Wasser 4-mal kurz aufkochen lassen. Vor dem letzten Aufkochen den roten Tee zugeben und alles zusammen noch einmal aufwallen lassen.
- Zugedeckt 5 Minuten ziehen lassen und in eine Thermosflasche geben. Den Tee im Laufe eines Tages in kleinen Schlucken zwischendurch trinken.
- 4 Wochen lang fortsetzen.
- **Tipp:** Eine meiner Patientinnen ernährte sich immer ein paar Wochen lang streng makrobiotisch und aß dann wieder wochenlang täglich fünf Tafeln Schokolade. Sie war total gestresst! Nehmen Sie die Entgiftung nicht so tierisch ernst. Bleiben Sie in der Mitte!

Austernpilzpulver

Für eine Kur von ca. 20 Tagen: 1 kg Austernpilze

- **Wirkung:** Hilft erhöhte Blutfette und den Cholesterinspiegel zu senken.
- Die Pilze längs in hauchdünne Scheiben schneiden und auf Papier ausbreiten. Unter häufigem Wenden an der frischen Luft vollständig trocknen. Dies kann mehrere Tage dauern.
- Im Mörser zu Pulver zerreiben, in Gläsern trocken und dunkel aufbewahren.
- Mischen Sie von diesem Pulver täglich 1 TL ins Essen oder nehmen es mit etwas heißem Wasser ein.
- **Tipp:** Die Pilze können auch im Backofen bei 50 °C getrocknet werden. Dazu muss die Backofentür immer mal wieder geöffnet werden. Die getrockneten Pilze müssen ganz spröde sein.
- **Tipp:** Das Pilzpulver peppt Saucen und Risottos auf – und senkt nebenbei Blutfette und Cholesterin.

Leberstärkende Vorspeise

Austernpilze ▪ Limonensaft ▪ Olivenöl ▪ Knoblauch ▪ Salz ▪ Pfeffer

- **Wirkung:** Stärkt die Leber und schmeckt genial!
- Umluftherd auf 240 °C vorheizen. Die Austernpilze auf einem ungefetteten Backblech für sieben Minuten, nicht länger, backen. Aus dem Ofen nehmen und noch warm mit einem Dressing aus Limonensaft, Olivenöl, Knoblauch, Salz und Pfeffer anrichten.

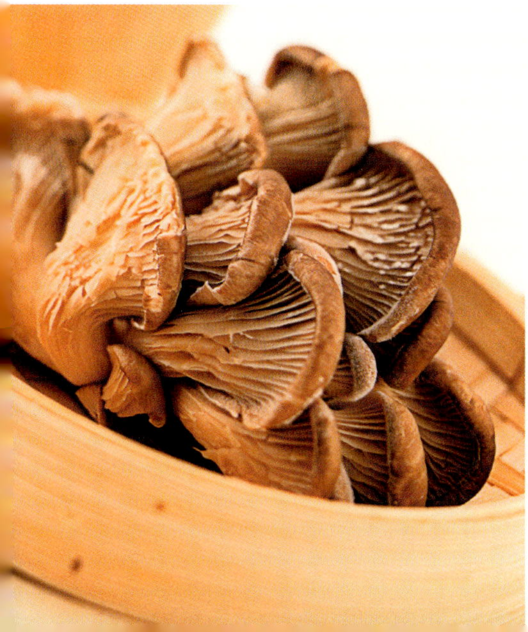

AUSTERNPILZE

INFO

Diese köstlichen Pilze werden auch Austernsaitlinge oder Kalbfleischpilze genannt. Sie enthalten viel Vitamin C, Folsäure und Vitamine der B-Gruppe und reduzieren das Wachstum verschiedener Tumorarten. Sie senken den Blutfettspiegel und den Cholesterinspiegel. Die Chinesische Medizin macht sich dies seit Jahrhunderten zunutze.
Zum Kochen zupfen Sie die Pilze nur etwas klein, statt sie zu schneiden.

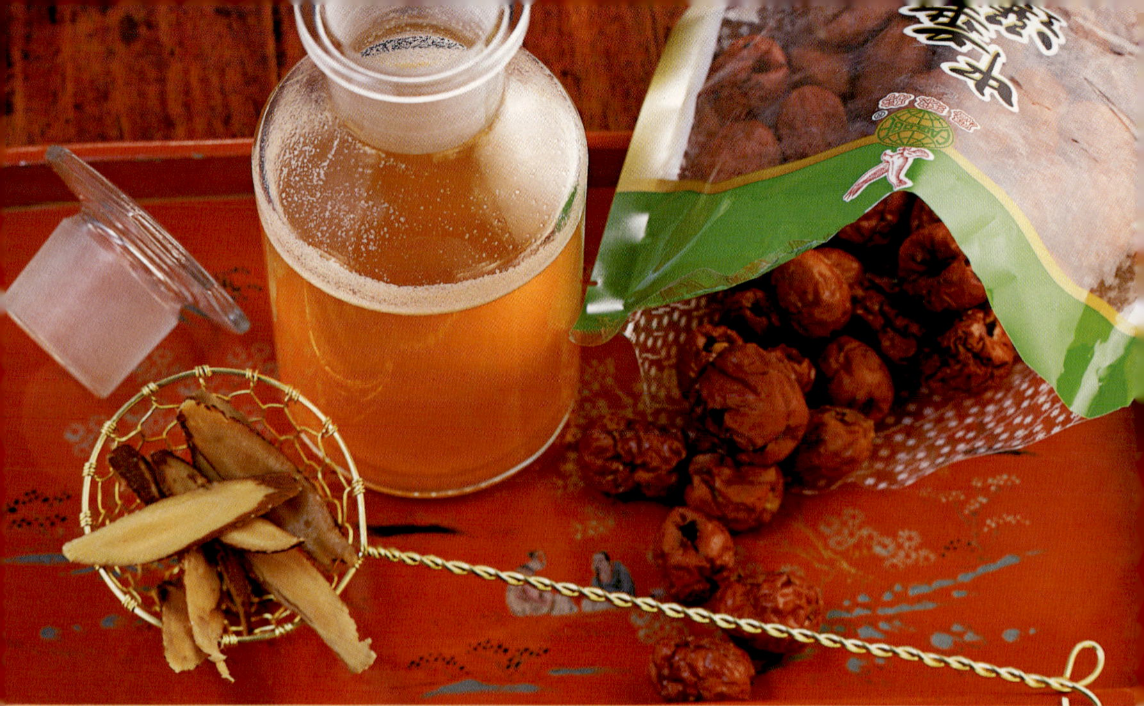

Rezepte für das Feuer

Die Linderung und Lösung seelischer Schmerzen ist das Thema in diesem Kapitel. Meistens sind alle der fünf Seelen, nicht nur das Feuer, an dem Schmerz beteiligt.

Seelischer Schmerz

Vielleicht haben Sie Lust, selbst herauszufinden, wo es hakt. Welcher der fünf Aspekte drängt sich in den Vordergrund, wer kommt gar nicht zu Wort? Stärken Sie dann das entsprechende Element, wobei Sie sich von den Stichworten in der Tabelle auf Seite 30 inspirieren lassen können. Sie können nicht nur die direkt stärkenden Wege gehen, sondern auch den Kontrollzyklus (siehe Seite 20) einsetzen, was bei zu plumper Anwendung allerdings auf Widerstand stößt: Wenn zum Beispiel spielende Kinder (Holz) die Tapeten einer sorgfältigen Hausfrau (Erde) bemalen, hat das sicher keine auflockernde Wirkung.

Süßholz-Weizen-Dattel-Trank

(Foto links)

30 g Süßholz (Bioladen) ▪ 45 g Weizenkörner ▪ 21 »rote Datteln« (Asienladen)

- **Wirkung:** Sind Sie schon einmal beim Bäcker in Tränen ausgebrochen, weil Ihre Lieblingsbrötchensorte ausverkauft war? Ein klassischer Fall von seelischer Erschöpfung. Mit dieser zweitausend Jahre alten Mixtur lösen sich solche Beschwerden in Luft auf.
- Alle Zutaten mindestens 30 Min. in 2 l Wasser einweichen, danach 30 Min. bei kleiner Flamme auskochen.
- Abseihen und die Zutaten noch einmal in etwas weniger Wasser auskochen. Beide Tees zusammengießen und kühl aufbewahren.
- 3-mal täglich nach dem Essen etwas Tee erwärmen und einnehmen. Innerhalb von 3 Tagen aufbrauchen.

Elixier gegen Liebeskummer

50 g Poria Cocos ▪ 30 g Radix Paeoniae lactiflorae ▪ 30 g Cortex Cinnamomi ▪ 30 g Radix Angelicae sinensis ▪ 30 g Radix Glycyrrhizae praeparatae ▪ 30 Fructus Jujubae

- **Wirkung:** Dieses Rezept hilft, das Loch zu füllen, das schwere Verluste und Liebeskummer im Herzen und in der Mitte gerissen haben.
- Bei seelischen Tragödien alle Kräuter mindestens 30 Min. in 2 l Wasser einweichen und danach 30 Min. bei kleiner Flamme auskochen.
- Den Tee abseihen und die Kräuter noch einmal in etwas weniger Wasser auskochen. Beide Tees zusammengießen und kühl aufbewahren.
- 3-mal täglich nach dem Essen etwas Tee erwärmen und einnehmen. Den zubereiteten Tee im Verlauf von 5 Tagen aufbrauchen.

Beerenelixier für das Blut

50 g Rosinen ▪ 30 g Bocksdornfrüchte (Fructus Lycii)

- **Wirkung:** Gibt neue Kraft bei einem Gefühl des Ausgelaugtseins, bei schlechtem Schlaf, schwachen Augen und dem Gefühl von Trockenheit.
- Kochen Sie die Rosinen und Beeren mit Wasser zu einer dicken Suppe: Setzen Sie die Früchte mit 2 Tassen Wasser auf und gießen Sie bei Bedarf noch etwas Wasser nach.
- Trinken Sie die Suppe abends vor dem Schlafengehen.
- Wiederholen Sie die Anwendung mindestens 10 Tage lang.
- **Tipp:** Bocksdornfrüchte sind das ideale Mittel, um die Augen zu nähren. Mehr darüber finden Sie im Rezeptteil für Holz auf Seite 58.

Schwarz-Weiß-Tee

30 g schwarze Bohnenkerne ▪ 20 g Weizenkörner ▪ 7 Lotussamen ▪ 7 »rote Datteln« (Asienladen) ▪ etwas weißer Kandiszucker

- **Wirkung:** Kontrolliert das Wasser das Feuer nicht, lodert dieses zu heftig auf. Schlaf wird dann unmöglich. Wir sind hellwach, innerlich erregt und zittrig, gleichzeitig nervlich erschöpft. Schwarze Bohnen tränken das Wasser. Weizenkörner beruhigen das Feuer.

Der Schwarz-Weiß-Tee kräftigt und beruhigt bei innerlicher Erschöpfung und Nervosität.

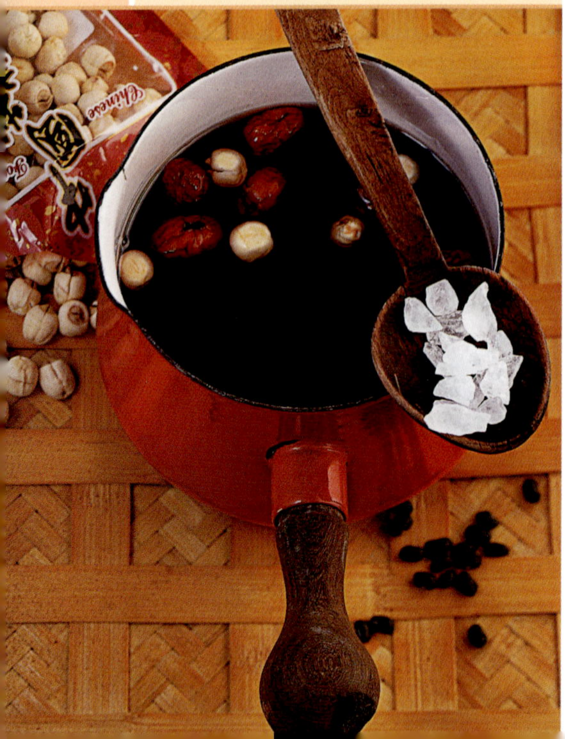

- Alle Zutaten mit 1 l Wasser zum Kochen bringen und danach 30 Min. zugedeckt köcheln lassen.
- Abseihen, den fertigen Tee in eine Thermoskanne geben und im Laufe eines Tages trinken.
- Die Kur mindestens 1 Woche lang, besser aber länger, fortsetzen.

Austernschalen-Brühe

50 g Austernschalen (vom Fischhändler)

- **Wirkung:** Hilft bei Schwindel, innerer Unruhe, Zittern und Krämpfen sowie bei Beschwerden im Zusammenhang mit den weiblichen Wechseljahren. Die Auster mit ihrer fast unüberwindlichen Verschlossenheit gilt als Inbegriff des Yin. Vielleicht macht aber auch die spezielle Mineralstoffkombination, die in einer Abkochung aus Austernschalen enthalten ist, dieses Mittel so wirksam.
- Die Austernschalen in einem Topf gut mit Wasser bedecken und 40 Min. lang kochen.
- Abgießen und die Brühe in eine Thermoskanne geben. Im Laufe eines Tages trinken.
- 1 Woche lang wiederholen.
- **Tipp:** Für eine einfachere, wenn auch nicht ganz so wirksame Anwendung erhalten Sie Austernschalen-Pulver, als Mittel gegen weibliche Wechseljahrsbeschwerden, in der Apotheke.

TIPP

MEDITATION: DER ERSTE SCHRITT ZUM GLÜCKLICHSEIN

Wenn alle Kräuter nicht helfen, hilft Meditation. Keine Angst: Meditation ist nicht langweilig, anstrengend oder »abgehoben«. Meditation ist ein ganz normaler Zustand und gehört zum Leben wie Essen und Trinken. Erinnern Sie sich, wie Sie als Kind im Sommer irgendwo auf einer Wiese lagen und den Wolken nachgeschaut haben? Oder vielleicht haben Sie den Regentropfen nachgeschaut, die an einer Autofensterscheibe herunter liefen. Oder Sie haben zugesehen, wie Stäubchen in der Sonne tanzten. Und dabei alles um sich herum vergessen. Meditieren kann jedes Kind. Achten Sie darauf, die Dinge nur zu betrachten.

Meditieren ist nicht Tagträumen. Meditieren ist einfach Sein. Mit Meditation begeben Sie sich, ohne großes Brimborium, an den Ort in sich selbst, an dem die Dinge noch keine Bedeutung haben. An dem sie einfach nur sind, eine Schwingung, eine Welle, ein Stäubchen. Von hier aus nimmt alles seinen Anfang. Wenn Sie das werden wollen, wozu Sie bestimmt sind – gesund und froh –, müssen Sie von hier aus beginnen. Immer wieder. Fangen Sie heute an. Bei den Wolken, den Regentropfen oder dem Staub ...

Datteltrunk für das Herz

150 g Semen Ziziphi ▪ 30 g Radix Glycyrrhizae praeparatae ▪ 100 g Rhizoma Anemarrhenae ▪ 50 g Poria Cocos

- **Wirkung:** Es heißt, die shen-Seele verstecke sich nachts im Herzblut. Ist nicht genug Blut vorhanden, huscht sie unruhig umher. Herzrasen und nächtliche Schweißausbrüche können die Folge sein. Dieser Tee nährt das Herzblut.
- Alle Zutaten 30 Min. in 2 l Wasser einweichen, dann 30 Min. köcheln.
- Abseihen, Kräuter noch mal in etwas weniger Wasser auskochen. Beide Tees zusammengießen, kühl aufbewahren.
- 3-mal täglich nach dem Essen etwas Tee erwärmen und einnehmen. Im Laufe von 5 Tagen aufbrauchen.

Ginkgo für den Kopf

Ginkgotee (meist Teebeutel) aus der Apotheke

- **Wirkung:** Bei schlechtem Gedächtnis, Schwindel, Ohrgeräuschen verbessern die Blätter des schönen Ginkgobaums die Hirndurchblutung.
- Mindestens 8 Wochen lang 2-mal täglich einen Teebeutel aufbrühen.
- **Variante:** Einfach Ginkgo-Extrakt, am unkompliziertesten in Tropfenform, in der Apotheke besorgen. Bei Ohrgeräuschen hoch dosiert verwenden.

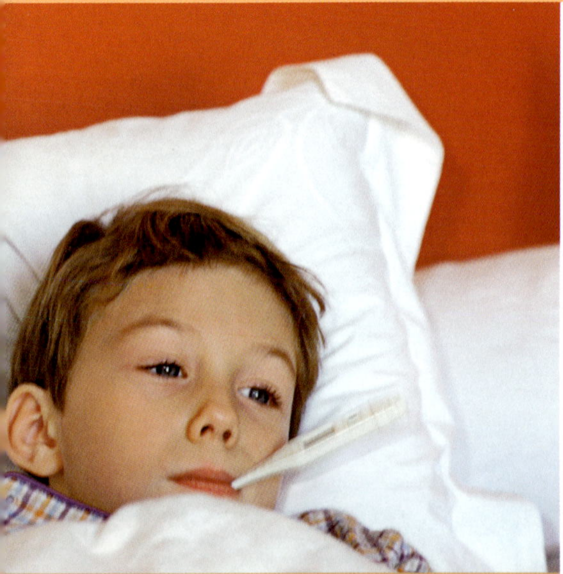

Kranke Kinder brauchen Ruhe, Wärme, Zuwendung – und einen leckeren warmen Tee.

Beschwerden bei Kleinkindern

Auch Kinder leiden unter Nervosität und innerer Unruhe. Oft übernehmen gerade sehr kleine Kinder die Gefühle ihrer Eltern oder anderer ihnen nahe stehender Personen. Um Kinder froh zu machen, müssen Sie selbst froh sein. Das reicht oft schon. Kinder haben aber auch ihre eigenen Nöte. Klein und abhängig und wehrlos zu sein, ist oft schwer. Zur Erleichterung nun ein paar Rezepte speziell für die Kleinen. Auf Seite 41 finden Sie außerdem noch ein paar Hinweise zur richtigen Ernährung von Kindern.

Wunderbarer Kindertee

1 g Süßholz ▪ 0,5 g getrockneter Ingwer

- Die Zutaten mit 1/4 l Wasser 10 Min. köcheln lassen. Abseihen und dem Kind lauwarm zu trinken geben.
- Wenn der Tee noch zu scharf ist, sollten Sie ihn so lange verdünnen, bis das Kind ihn trinken kann.
- Die angegebenen Mengen entsprechen der Tagesmenge für ein dreijähriges Kind. Sie können natürlich weniger nehmen, denn oft hilft schon ein Esslöffel des Tees. Mehr als die angegebene Menge sollten Sie aber nicht nehmen.
- **Tipp:** Auf dieses klassische Rezept hat mich ein chinesischer Lehrer in Peking aufmerksam gemacht, als meine kleine Tochter krank war. Es ist ein wahres Wundermittel bei vielen Beschwerden wie etwa nächtlicher Unruhe mit Alpträumen, Schweißausbrüchen, Schreien, Weinen und Erbrechen. Tagsüber hilft es nervösen Kindern mit schlechtem Appetit, Verdauungsbeschwerden, Husten, Verschleimung und Bauchweh.

Sanfter Karottentee

200 g Bio-Karotten ▪ Malzzucker (Maltose) oder Malzsirup (Bioladen)

- **Wirkung:** Wenn kleine Kinder weinen und unruhig sind, ist oft der Bauch schuld. Bei schlechtem Gedeihen mit Bauchweh, Durchfall und Erbrechen wirkt dieser Tee sehr hilfreich und wohltuend.

- Die Karotten schälen, falls die Schale nicht ganz zart ist. Grob raspeln.
- Mit 300 ml kochend heißem Wasser überbrühen und kurz aufkochen. 10 Min. ziehen lassen und absieben. Nach Geschmack süßen und dem Kind warm zu trinken geben. Den Malzzucker nicht weglassen, er stärkt die Mitte!
- **Tipp:** Da Karotten sehr wirkstoffreich sind, sollten kleine Kinder sie nicht dauernd bekommen.

Kühlender Bambustee

10 Stück Bambusblätter aus dem Garten, Park oder aus der Apotheke (Herba Lophatheri) ▪ 0,5 g Süßholz (Bioladen oder Apotheke; Radix Glycyrrhizae viridis)

- **Wirkung:** Beruhigt und kühlt, wenn Kinder nachts heftig weinen, unruhig sind und dabei ein eher rotes Gesicht oder einen wunden Po haben.
- Abends alle Zutaten mit 1/4 l Wasser 5 Minuten köcheln, abseihen und dem Kind warm zu trinken geben.

Chrysanthemen-Spray

3 g Süßholz (Bioladen) ▪ 6 g Chrysanthemenblüten (Asienladen) ▪ evtl. etwas Sesamöl

- **Wirkung:** Hilft bei Wundsein und Sonnenbrand.
- Das Süßholz 10 Min. in 300 ml Wasser kochen, Chrysanthemenblüten zugeben und kurz aufwallen lassen. Weitere 10 Min. ziehen lassen.
- Den Tee in einer Sprühflasche im Kühlschrank aufbewahren. Nach jedem Waschen die entzündete Haut dünn einsprühen, dann an der Luft trocknen lassen!
- Bei Sonnenbrand zusätzlich nach dem Einsprühen auf die noch feuchte Haut etwas Sesamöl geben und einreiben.
- **Tipp:** Auf langen Flugreisen hilft das Spray nicht nur Kindern wirkungsvoll gegen die Trockenheit. Das Gesicht zwischendurch öfter leicht einsprühen.

TIPP

MALZ STÄRKT!

Malz ist ein wunderbares Mittel zur Stärkung der Mitte. Im Unterschied zu allen anderen Zuckerarten kühlt es den Bauch nicht aus, sondern stärkt ihn. Echtes Malzbier (nicht das aus dem Supermarkt!) ist auch ein wirksames Mittel zur Milchbildung. Es ist im Bioladen erhältlich. Dort finden Sie auch Malzsirup, mit dem Sie Tees süßen dürfen, welche die Mitte stärken sollen.

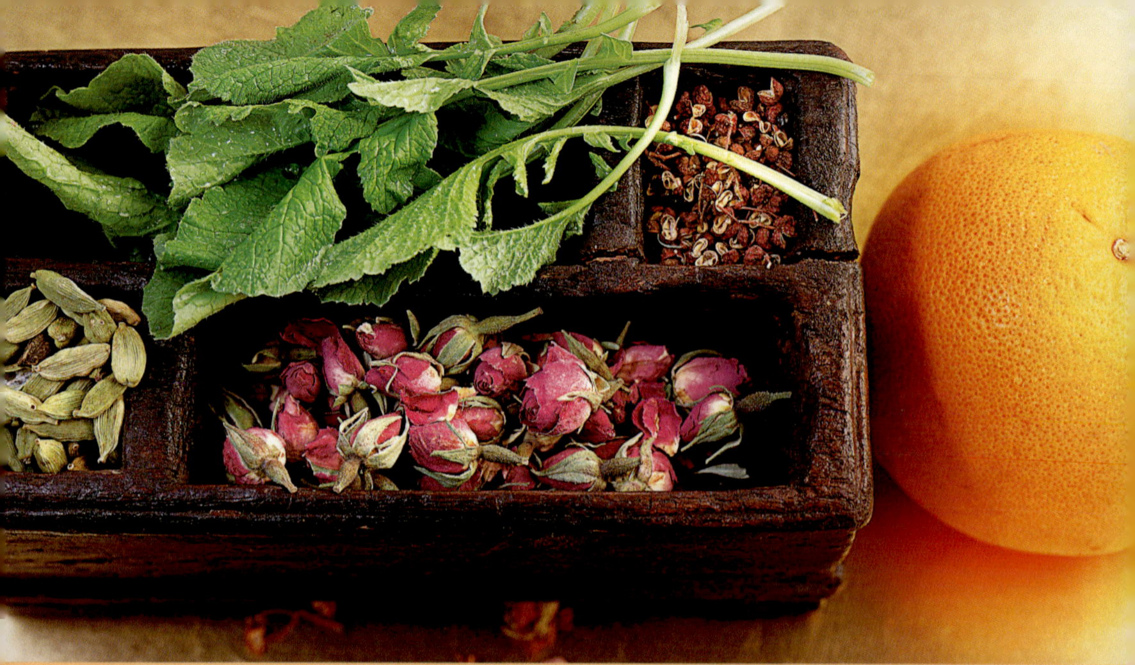

Rezepte für die Erde

Holz kontrolliert die Erde (siehe Seite 20). Starke Gefühle und Stress gehören zum Holz und schlagen leicht auf den Magen. Es kommt zu Aufstoßen, Magenschmerzen und Mundgeruch, in extremen Fällen auch zu Erbrechen. Manchmal kommt der Energiefluss im Bauch völlig durcheinander: Der Bauch schwillt an, Rippen und Oberbauch drücken und schmerzen. Die Hose, die morgens noch passte, scheint abends aus allen Nähten zu platzen. Zu solchen Störungen sagen die Chinesen: »Holz greift Erde an.« Mit den Rezepten für die Erde entkrampfen wir das Holz wieder und stärken die Mitte.

Wohlgerüche gegen Völlegefühl

Die Erde liebt den Duft. Mit etwas Schärfe lässt sich zudem das Holz auflockern (Metall kontrolliert Holz). Wir verwenden zum Beispiel Zitrusfrüchte, Kardamom und Rosenblüten, aber auch scharfe Rettichblätter und Szechuanpfeffer.

Kaiserliches Bad

2 Orangen oder Zitronen oder Pampelmusen ▪ 3 EL Kardamomsamen oder Gewürznelken ▪ gut 1 Hand voll Rosenblütenblätter

> **Wirkung:** Entkrampft, beruhigt und stärkt, wenn Aufregung und Stress zu Spannung im Bauch geführt haben.

> Schneiden Sie die Früchte ungeschält in Scheiben und lassen sie mit Kardamom oder Nelken 5 Min. in 1 l Wasser leise köcheln. Zuletzt geben Sie die Rosenblüten hinzu. Kurz zugedeckt ziehen lassen, nicht mehr kochen. Inzwischen lassen Sie ein Vollbad einlaufen.

> Geben Sie den gesamten Topfinhalt in das Badewasser. Entspannen Sie etwa 20 Min. in der Wanne.

Gewürz-Verdauungsschnaps

50 g getrocknete Bio-Mandarinenschalen ▪ 30 g Kardamomsamen ▪ 2 EL weißer Kandis ▪ 300 ml Schnaps, zum Beispiel Cognac

> **Wirkung:** wohlschmeckendes Rezept bei Verdauungsproblemen nach üppigen Mahlzeiten, besonders abends.

> Alle Zutaten in einer weithalsigen Flasche mit dem Schnaps übergießen und mindestens 7 Tage (besser noch länger) an einem dunklen Ort stehen lassen.

> Ein Gläschen nach einem schweren Essen reguliert die Magenenergie.

> **Tipp:** Der Schnaps hilft und schmeckt das ganze Jahr über, passt aber besonders gut in die Weihnachtszeit – und ist dann nach weihnachtlicher Schlemmerei auch höchst willkommen.

Rettichblätter-Tee

100 g Rettichblätter (vom Wochenmarkt)

> **Wirkung:** Hilft bei starken Verdauungsproblemen (Nahrungsstau) mit schlechtem Atem, Ekelgefühl, Blähungen und Erbrechen.

> Zerhacken Sie die Rettichblätter möglichst fein. Überbrühen Sie sie mit gut 1 Tasse kochendem Wasser. Zugedeckt 10 Min. ziehen lassen.

> Den Tee abseihen und trinken. Bei Bedarf wiederholen.

TIPP

KÄLTE IM BAUCH

Bei Kälte wird der Bauch hart und druckempfindlich. Es kommt zu starkem, lautem Aufstoßen oder auch heftigen Menstruationsbeschwerden. Kälte ist hartnäckig. Halten Sie Bauch, Rücken und Füße warm und machen Sie heiße Fußbäder. Vermeiden Sie kalte (auch zimmerwarme!) Nahrungsmittel und Getränke. Und: Schützen Sie sich vor Bösartigkeiten der Umwelt!

Kakiblüten-Tee gegen Aufstoßen

5 g Blütenkelchblätter der Kakifrucht oder 10 g Weißdornfrüchte ▪ 5 g Gewürznelken

- **Wirkung:** Der Tee hilft bei unaufhörlichem, hartem Aufstoßen.
- Lassen Sie beide Zutaten zusammen 20 Min. in 1/2 l Wasser kochen.
- Den Tee abseihen, in eine Thermoskanne geben und über den Tag verteilt trinken.
- **Tipp:** Die wohlschmeckenden Kakis gibt es in fast jedem Supermarkt. Um 5 g Blütenkelchblätter zu sammeln, müssen Sie allerdings einige Kakis essen. Als »Kalyx Kaki« können Sie die Blütenkelche bestellen (Adressen Seite 121).

Weißdornfrüchte können Sie selbst sammeln und trocknen oder in der Apotheke als »Fructus Crataegi« kaufen.

Pfeffertee gegen Aufstoßen

15 g Szechuanpfeffer (ganz), ersatzweise 30 g schwarze Pfefferkörner oder Kreuzkümmel (der milder schmeckt) ▪ 10 Scheibchen ungeschälter frischer Ingwer

- **Wirkung:** Schmilzt die Kälte im Unterbauch, die das Aufstoßen ausgelöst hat.
- Zerkleinern Sie die Zutaten im Mörser oder zerdrücken sie mit einem Messer. In 3 Tassen Wasser 10 Min. kochen, in einer Thermoskanne warm halten.
- Trinken Sie 3-mal täglich 1 Tasse.

INFO

WEISSDORN

Weißdorn gilt im Westen als hochwirksames Mittel bei Herzleiden, insbesondere seine Blüten. Die Chinesen verwenden ihn zur Stärkung des Magens. Im alten China hat man aber zwischen Herz und Magen nicht so genau unterschieden, da diese eng zusammenwirken. Selbst in der Schulmedizin ist bekannt, dass viele Patienten mit »Herzschmerzen« eigentlich ein Magenproblem haben. Auch in dem Spruch »Liebe geht durch den Magen« kommt dies zum Ausdruck.

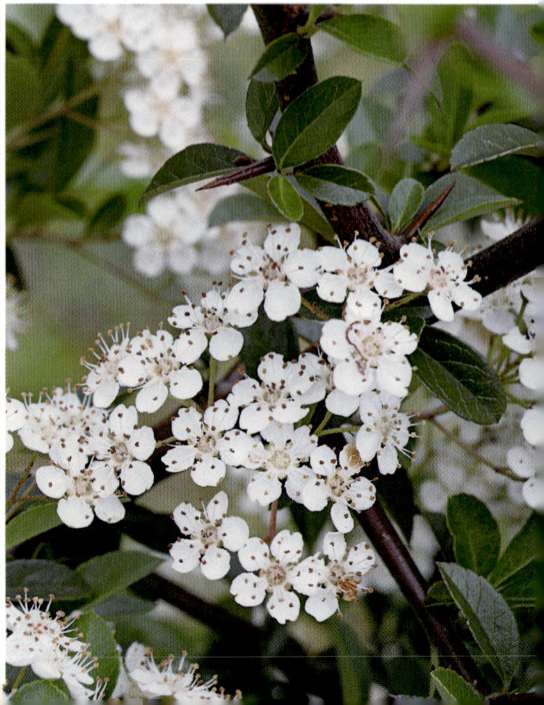

Rosentee für den Bauch

10 g Rosenblüten

- **Wirkung:** Rosen lockern das Holz. Die schönen Blüten helfen bei nervösem Aufstoßen mit Blähbauch, das oft durch nervliche Belastung ausgelöst wird und eventuell mit Stechen in der Herzgegend verbunden ist.
- Überbrühen Sie die Rosenblüten mit 1 Tasse kochendem Wasser.
- Sie können diesen duftenden Tee leicht süßen und sich ruhig mehrere Male am Tag 1 Tasse zubereiten.
- **Tipp:** Legen Sie sich zum Genießen des Tees in ein »Kaiserliches Bad« (Seite 73) – ein luxuriöser Genuss!
- **Tipp:** Möchten Sie die Rosenblüten selbst pflücken, bevorzugen Sie duftende Sorten, am besten Wildrosen.

Hilfe bei Mundgeruch

Schlechter Atem ist eine Plage, unter der jede(r) Dritte(r) gelegentlich leidet. Der Magen ist zu heiß geworden. Versuchen Sie aber nicht ihn durch kalte Nahrung abzukühlen – er wird aus Protest nur noch heißer werden. Fragen Sie sich lieber: Wonach gieren Sie, was treibt Sie so übermäßig an und »macht Sie heiß«? Neben den hier angegebenen Rezepten kann auch der Rettichblättertee von Seite 73 gegen schlechten Atem helfen.

Tee zur Magenstärkung

1 EL geschälter Ingwer ▪ 1 EL Kardamom

- **Wirkung:** Hilft bei verdorbenem Magen, Völlegefühl, Aufstoßen und unangenehmem Geschmack im Mund.
- Alles in gut 1 Tasse Wasser 10 Min. köcheln, 10 Min. ziehen lassen, abseihen und in kleinen Schlucken trinken.

Kardamompille

1 ganze Kardamomkapsel ▪ Pfefferminzöl

- **Wirkung:** Hilft gegen Mundgeruch und beugt Zahnfleischbluten vor.
- Abends vor dem Schlafengehen die Kapsel kurz zerbeißen, über Nacht in der Backentasche liegen lassen.
- Morgens den Mund mit lauwarmem Wasser, dem ein Tropfen Pfefferminzöl zugefügt wurde, ausspülen.

Reinigende Kur bei Hitzestau

10 g Rhabarberwurzel ▪ 200 ml Grapefruitsaft ▪ 5 EL Sesamöl

- **Wirkung:** Hilft bei schlechtem Atem in Verbindung mit rotem Gesicht, Karies, Kopfschmerz, belegter Zunge, Verstopfung und Neigung zu Herpes.
- Essen Sie einen Tag lang kein tierisches Eiweiß. Das Abendessen fällt aus.

- Statt des Abendessens kochen Sie die Rhabarberwurzel 5 Min. (nicht länger!) in gut 1 Tasse Wasser und trinken diesen Sud tapfer aus. Vor dem Schlafengehen mischen Sie den Grapefruitsaft mit dem Öl und trinken die Mischung.
- In Ihrem Bauch sollte ein starkes Rumoren einsetzen, das Sie mit der Wärmflasche lindern können. Durst stillen Sie mit heißem abgekochtem Wasser.
- Gegen Morgen kommt es zur Darmentleerung. Essen Sie heute wenig, unterstützen Sie Ihre Mitte mit Ingwertee.

Erneuerndes Jadewasser

5 EL Fünf-Gewürze-Pulver (Asienladen) ▪ dickflüssiger Honig

- **Wirkung:** Wie vieles aus der Qi-Gong-Tradition ist diese vielleicht etwas fremdartig wirkende Anwendung hochwirksam. Sie hilft bei schlechtem Atem, ungutem Körpergeruch und dem Gefühl, »vergiftet« zu sein. Sie reinigt und verjüngt den Körper.
- Vermengen Sie das Pulver mit dem Honig zu einer festen Paste.
- Lassen Sie 3-mal täglich knapp 1 Teelöffel in der Backentasche zergehen. Setzen Sie sich dazu an einen ruhigen Ort und schließen die Augen. Den reichlich fließenden Speichel schlucken Sie in kleinen Portionen. Stellen Sie sich vor, dass der Speichel bis zu einem Punkt im Zentrum ihres Unterleibes fließt.
- Setzen Sie die Kur 5 Tage lang fort.

In den Überlieferungen heißt der Speichel »Jadewasser« und spielt eine wichtige Rolle bei vielen Verjüngungstechniken. Die Anwendung oben regt den Stoffwechsel sehr wirksam an.

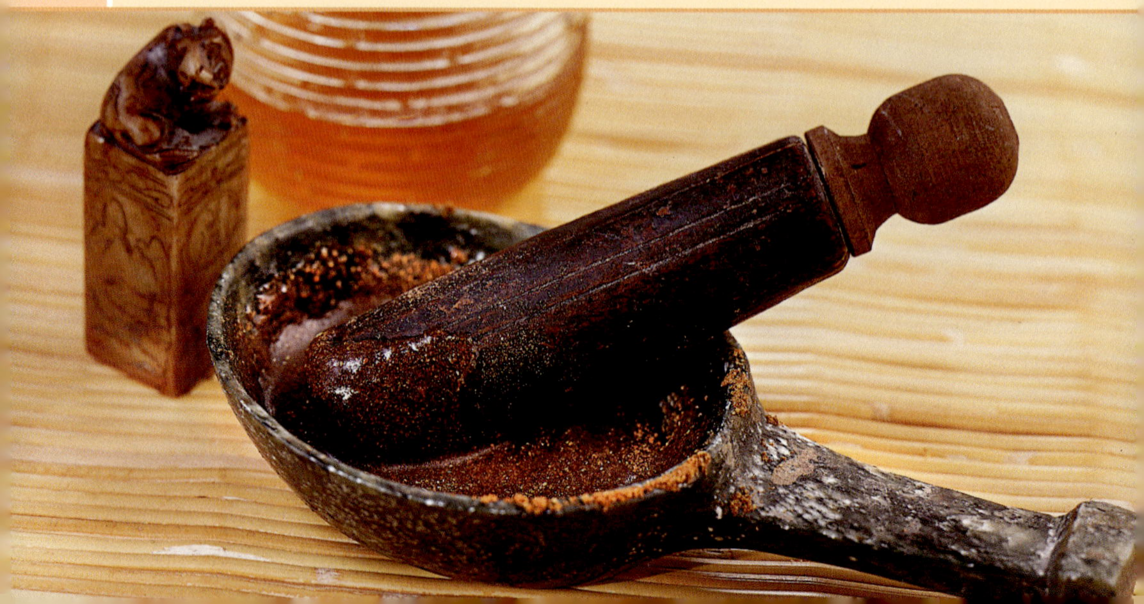

Erbrechen

Bei Kälte und Kummer oder nach allzu üppigen Mahlzeiten am späten Abend bleiben die Speisen zu lange im Magen und können »Kälte-Erbrechen« auslösen. Auch andere Dinge sind oft »schwer zu schlucken«: Durch Ärger, Aufregung und Stress gerät der Körper in Wallung. Wenn der Magen zu sensibel ist, kocht der Mageninhalt förmlich über (»Hitze-Erbrechen«). Versuchen Sie es auch mit dem Tee zur Magenstärkung oder dem »Kaiserlichen Bad« (siehe Seite 73 und 75).

Ingwertee für Schwangere und Reisende

20 g frischer Ingwer ▪ 1 EL Honig

- **Wirkung:** Hilft beim plötzlichen Erbrechen in den ersten Wochen der Schwangerschaft. Außerdem ist der Tee gut für den empfindlichem Magen, der durch ungewohnte Bewegung, wie beim Autofahren oder auf dem Wasser, durcheinander gebracht wird.
- Den Ingwer dünn schälen, sehr fein hacken oder zerreiben und mit heißem Wasser aufbrühen. Nach 10 Min. abseihen und nach Geschmack mit Honig süßen. Warm schluckweise trinken.
- **Tipp:** Frischer Ingwer ist ein schnell angewandtes Mittel, das Sie bei Erbrechen als Erstes ausprobieren können: Kauen Sie einfach ein Stück frische Ingwerwurzel. Wirksamer wird es, wenn Sie im Entsafter etwas Ingwersaft herstellen und teelöffelweise einnehmen.
- **Tipp:** Schwangerschaftserbrechen kann sehr hartnäckig und schwerwiegend sein. Für diese Fälle gibt es überaus effektive chinesische Behandlungen – dies sind dann aber keine Mittel zur Selbstanwendung mehr.

Ingwer-Walnuss-Tee für den empfindlichen Magen

20 g frischer Ingwer ▪ 2 frische Walnusskerne

- **Wirkung:** Hilft bei Ekelgefühlen mit saurem Aufstoßen und Bedrücktheit, die schon nach kleinsten Mahlzeiten auftreten können und eventuell Erbrechen auslösen. Schwachen oder älteren Menschen mit Yang-Leere und Kälte hilft der Tee bei saurem Aufstoßen, wässrigem, schleimigen Erbrechen und starkem Speichelfluss mit Übelkeit, Bedrücktheit, Schwindel und eventuell Herzrasen.
- Den Ingwer schälen, beide Zutaten fein hacken und die Mischung in gut 1 Tasse Wasser 5 Min. köcheln lassen. Abseihen und warm trinken.
- Mehrmals täglich wiederholen, bis der Magen sich beruhigt hat.
- **Tipp:** Mehr Info zur Yang-stärkenden Wirkung der Walnüsse auf Seite 117.

Indische Hilfe für den Sommer

Reines ätherisches Pfefferminzöl ▪ 1 Glas abgekochtes, warmes Wasser

- **Wirkung:** Hilft bei Brechdurchfall und Übelkeit im Sommer, Sonnenstich
- Öl ins Wasser rühren, langsam trinken. Nach Belieben wiederholen.
- **Tipp:** Das Mittel stammt aus dem Ayurveda, der alten indischen Heilkunst. Ein alter Mann in den Bergen Tibets empfahl es mir, als mir so elend war, dass nichts mehr ging. Weil das Mittel so einfach klang, war ich zunächst skeptisch. Aber ich musste mal wieder einsehen, dass die einfachen Dinge eben oft die besten sind …

Kur bei Migräne

Migräne oder Gallenprobleme entstehen nach der Chinesischen Medizin oft durch »heißen Schleim«. Um den Schleim dauerhaft loszuwerden, brauchen Sie:

- Regelmäßige, leichte Bewegung an der frischen Luft.
- Eine geduldige Stärkung der Mitte durch Verzicht auf Milchprodukte – und möglichst auf Ärger und Sorgen.
- Zur vorbeugenden Reinigung von Leber und Darm die Kur von Seite 75, wenn die dort genannten Symptome zutreffen.
- Gelegentlich Hilfe und Rat vom chinesischen Mediziner.

Magenschmerzen

Bei starken und quälenden Magenschmerzen fühlt sich der Magen oft an, als läge ein unangenehm kalter Stein darin. Medizin für den Magen muss zum Glück nicht bitter sein. Um den Bauch und den Magen zu entspannen und zu wärmen, gibt es sogar sehr angenehm schmeckende Rezepte.

Wärmender Sirup

250 g frischer Ingwer ▪ etwa 250 g brauner Zucker

- **Wirkung:** Wenn Sie ein Gefühl haben, als liege ein kalter Stein in Ihrem Magen, leiden Sie unter Kälte. Dieser Sirup wärmt nicht nur Ihren Magen wieder auf, sondern vertreibt auch Schmerzen.
- Den Ingwer schälen, etwas klein schneiden und im Entsafter entsaften. Sie können ihn aber auch einfach ganz fein hacken oder mörsen.
- Nun erhitzen Sie den Saft oder den Brei vorsichtig, ohne ihn zu kochen, und lösen so viel von dem Zucker darin auf, wie sich gut lösen lässt. Bewahren Sie den Sirup im Kühlschrank auf.
- Zur Einnahme vermischen Sie jeweils ein Achtel des Sirups mit 1 Tasse heißem Wasser. Dies trinken Sie 4 Tage lang jeweils morgens und abends nach dem Essen.

- **Tipp:** Typischerweise wird das »kalte« Gefühl durch kalte Speisen verschlimmert. Weitere Beschwerden könnten kalte Hände und Füße, viel Speichel und wässrige Stühle sein. In diesem Fall wärmt nichts besser als frischer Ingwer!
- **Tipp:** Auch der Ingwer-Walnuss-Tee von Seite 77 hilft. Weitere Rezepte zur Erwärmung des Magens finden Sie unter »Wohlgerüche gegen Völlegefühl« ab Seite 72.

Besänftigender Mandarinen-Süßholz-Tee

10 g getrocknete Bio-Mandarinenschalen ▪ 5 g zerkleinertes Süßholz

- **Wirkung:** Dieser wohlschmeckende, leicht süßliche Tee wirkt bei Magenschmerzen, Magendruck, Völlegefühl oder saurem Magen ohne Kältegefühl. Regelmäßig getrunken kann er außerdem bei einer Neigung zu Magengeschwüren vorbeugend wirken.
- 2 Tassen Wasser zum Kochen bringen, die Mandarinenschalen und das Süßholz hineingeben und 10 Min. leise köcheln lassen.
- Den Tee abseihen, in eine Thermoskanne geben und über den Tag verteilt warm trinken.
- **Tipp:** Mit der halben Menge Mandarinenschalen ist dies ein wunderbarer, angenehm süßlich schmeckender Tee für Kinder, die sich »irgendwie unwohl« fühlen, ohne zu wissen, wo im Körper das Gefühl ist, oder die häufig über unbestimmtes Bauchweh klagen.
- **Wichtig:** Hartnäckige Magenbeschwerden gehören auch in China in die Hände eines erfahrenen Spezialisten. Sollten Ihre Beschwerden nicht nachlassen, gehen Sie bitte zum Arzt! Süßholz kann bei längerer Anwendung den Blutdruck etwas ansteigen lassen.

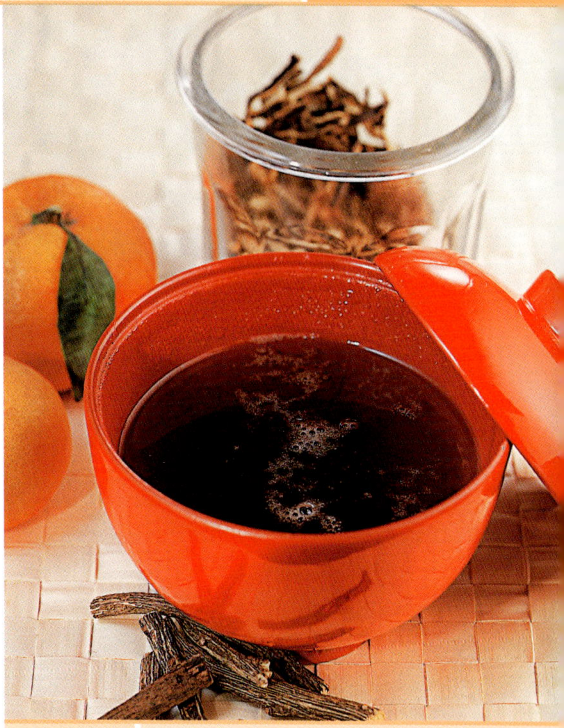

Der Mandarinen-Süßholz-Tee schmeckt Kindern besonders gut und beruhigt bei Bauchweh.

Durchfall und Gewichtszunahme

Ein geflügeltes Wort in China lautet: »Der stärkste Kerl überlebt keine drei Tage Durchfall.« Diese Art von Durchfall ist hier nicht gemeint. Ich sehe viele Menschen, die jahrelang mit breiigem oder flüssigem Stuhl leben. Oft sind es Menschen mit einer kalten Konstitution. Hier hilft Wärme, vor allem zwischenmenschliche. Gerade liebevolle Erde-Menschen können auch körperlich stark auskühlen, wenn sie jahrelang links liegen gelassen werden. Aber was tun? Erde-Menschen mit ihrem Harmoniebedürfnis fällt es schwer, radikale Änderungen einzuleiten oder mal auf den Putz zu hauen. Lieber machen sie weiter auf »Fußabtreter« und helfen sich mit Rotwein und Schokolade. Haut und Bindegewebe werden schlaff, es kommt zu chronischer Müdigkeit und Konzentrationsschwäche. Die Stimmung ist bedrückt und lustlos. Sie kommen morgens nicht aus dem Bett. Alles tut weh. Der Stoffwechsel erlahmt, und statt abzunehmen, nehmen sie trotz Durchfall zu. Die Beine werden schwer. Oft kommt es zu Gelenkbeschwerden, die mit etwas Pech als Rheuma diagnostiziert und entsprechend behandelt werden. Oft entstehen Nahrungsmittelunverträglichkeiten, die mit komplizierten Diäten eingedämmt werden müssen.

Denken Sie endlich mal an sich! Unterstützend können Sie schon mal beginnen, die arme, ausgeplünderte Mitte zu stärken und zu wärmen. Essen Sie regelmäßige, warme Mahlzeiten. Nehmen Sie sich Zeit für sich. Bestehen Sie auf Freiräumen und Respekt. Ein paar hilfreiche Hausmittel gibt es auch.

Wiederbelebung der Erde

15 g Senfsamen ▪ 20 g Weißdornfrüchte ▪ 3 Scheiben frischer, geschälter Ingwer ▪ 1 EL brauner Zucker

- **Wirkung:** Hilft bei mangelhafter Nahrungsverwertung, fettigem Stuhl, Stress- und Erschöpfungsdurchfall, allgemeiner Schwäche.
- Lassen Sie alle Zutaten in 1 l Wasser 30 Min. köcheln.
- Abseihen, in eine Thermosflasche geben und im Laufe des Tages trinken.
- **Variante:** Geben Sie in den abgeseihten Tee 1/2 Tasse weißen thailändischen Reis und kochen ihn zu einer dünnen Grütze. So bleiben die Wirkstoffe länger im Darm und sind milder.
- Morgens, mittags und abends jeweils ein Drittel der Grütze aufwärmen und heiß vor den Mahlzeiten einnehmen.
- 5 Tage lang so fortfahren. Sie können am ersten Tag die fünffache Menge an Tee kochen und morgens jeweils nur den Brei zubereiten.

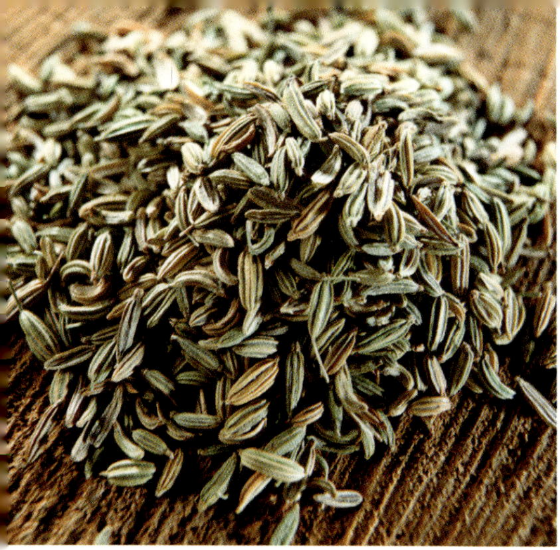

GANZ SCHÖN HEISS

INFO

Die Samen von Anis, Fenchel, Kümmel und Kreuzkümmel gelten in der Chinesischen Medizin als sehr heiß und sind gut gegen Bauchweh durch Kälte. Kleine Kinder weinen aber oft eher aus Schmerz als wegen Kälte. Gibt man ihnen Unmengen an Fencheltee, werden sie oft noch unruhiger.

Wärme für den Unterleib

> **Wirkung:** Erwärmt den Unterleib und die Mitte bei Frieren, Bauchweh und sexueller Lustlosigkeit.

Tee, der den Bauch wärmt

1 EL Anissamen ▪ 1 EL Fenchelsamen oder Kreuzkümmelsamen

> Die Samen mit 1 Tasse Wasser aufkochen, abseihen und warm zur »Pfefferwärme« (unten) trinken.

> **Tipp:** Hilft auch für sich allein bei wässrigen Durchfällen. Trinken Sie mehrmals täglich 1 Tasse.

Pfefferwärme

1 EL frisch (!) gemahlener oder im Mörser zerriebener schwarzer Pfeffer

> Bereiten Sie eine Wärmflasche zu. Legen Sie sich hin und füllen den Pfeffer in Ihren Bauchnabel. Mit einem feuchten Tuch abdecken, die Wärmflasche darauf legen. 10 Min. wirken lassen. Danach den Pfeffer abwaschen.

Rettich-Pfefferminz-Tee

100 g Rettichblätter, fein gehackt ▪ 30 g getrocknete Pfefferminze

> **Wirkung:** Unterstützt die Entgiftung bei hitzigem Durchfall mit starkem Geruch, etwa wenn Sie verdorbene Lebensmittel gegessen haben oder bei Magen-Darm-Grippe.

> Überbrühen Sie die Zutaten mit 2 Tassen kochendem Wasser. Kochen Sie alles nochmals kurz auf. Abseihen, in eine Thermoskanne geben. Über den Tag verteilt trinken, bei Bedarf wiederholen.

> **Wichtig:** Durchfall ist hier eine sinnvolle Reaktion des Körpers und sollte nicht unterdrückt werden. Trinken Sie unterstützend viel warmes Wasser, verzichten eine Zeitlang auf tierische Nahrung.

Sommerhitze-Tee

6 EL Grünteeblätter ▪ 5 Beutel Pfefferminztee oder ein Sträußchen frische Pfefferminze ▪ weißer Zucker nach Geschmack

- **Wirkung:** Hilft bei Sommerdurchfällen und benebeltem Kopf. Hier ist etwa die gefürchtete »Rache des Montezuma« bei Reisen in feucht-heiße Länder zu nennen.
- Die Zutaten mit 1/2 l heißem Wasser aufbrühen. 10 Min. ziehen lassen und in eine Thermoskanne geben.
- Etwas weißen Zucker hinzugeben und nach und nach schluckweise trinken.
- **Tipp:** Mit etwas mehr Wasser wird der Tee zum idealen Getränk, um an heißen und schwülen Tagen einen klaren Kopf zu bewahren.
- **Tipp:** Wenn Sie, zum Beispiel auf einer Reise, keinen Tee kochen können, probieren Sie es mit der »Indischen Hilfe« von Seite 78.
- **Wichtig:** Sommerdurchfälle sind wässrig. Die Gefahr eines solchen Durchfalls erhöht sich, wenn Sie in erhitztem Zustand eiskalte Getränke zu sich nehmen oder, wegen der Hitze, nur noch Obst, Säfte und Bier konsumieren. Dies unterbindet die natürliche Schweißabsonderung, Hitze und Feuchtigkeit stauen sich im Inneren.

TIPP

ABNEHM-REGELN

Essen Sie regelmäßige warme Mahlzeiten, verzichten Sie auf Süßigkeiten, Milchprodukte und Alkohol. Hören Sie auf, sich ständig um andere Menschen zu sorgen, und denken Sie liebevoll an sich selbst. Vor allem aber: Bringen Sie mehr Spaß in Ihr Leben.

Übergewicht & Cellulite

Menschen, die etwas mehr wiegen, ziehen viel Aggressivität auf sich. Warum das? Dickere Menschen sind oft lieb und freundlich und wollen es anderen recht machen. Sie sorgen sich um alles. Für sich selbst tun sie nichts. Sie missachten sich und möchten am liebsten unsichtbar sein, damit niemand auf ihnen herumtrampelt. Wer aber keinen Respekt für sich selbst hat, wird auch nicht von anderen respektiert. Wer sich darum reißt, die Probleme anderer zu lösen, wird schier »zugemüllt« mit Sorgen und Problemen. Wir haben hier die Situation der geschwächten Yin-Erde (siehe Seite 34). Tun Sie alles, um die Erde zu stärken. Die Erde steht für Ihre eigene Identität. Stärken Sie sich selbst. Behaupten Sie Ihren Platz, bieten Sie dem Leben die Stirn und reden Sie sich nicht länger damit heraus, dass das viel zu mühsam ist.

Tee der Göttin Guanyin

200 g schwarzer Sesam ▪ 200 g getrocknete Yamswurzel (Asien- oder Afrikaladen) ▪ 200 g weißer thailändischer Reis ▪ 200 g Lotuswurzelstärke »Oufen« (Asienladen) ▪ 3 EL brauner Zucker

- **Wirkung:** schneller Energiespender für Zeiten nervlicher Belastung. Verbessert den Schlaf und hält jung. Verhindert heftige Blutzuckerschwankungen und damit verbundenen Heißhunger.
  Die Göttin Guanyin hat für alle Sorgen ein offenes Ohr. Da endloses Zuhören sehr anstrengend ist, hilft sie sich selbst mit diesem leckeren Trank.
- Sesam, Yams und Reis sehr klein hacken und in einer trockenen Pfanne bei milder Hitze rösten, bis alles ganz trocken und knusprig ist.
- Im Mörser zu Pulver zerreiben, eventuell noch einmal nachrösten. Das Pulver sieben und mit der Lotuswurzelstärke und dem Zucker mischen.
- Jeden Morgen oder auch zwischendurch 3 EL unter Rühren mit kochendem Wasser übergießen und genießen.

Rote Kur

Lauter verschiedene rote oder rötliche Nahrungsmittel: Chili (!), Paprika, rote Bohnen, roter Reis, Lachs, Scampi, Erdbeeren, Kirschen, Himbeeren, Zimt ...

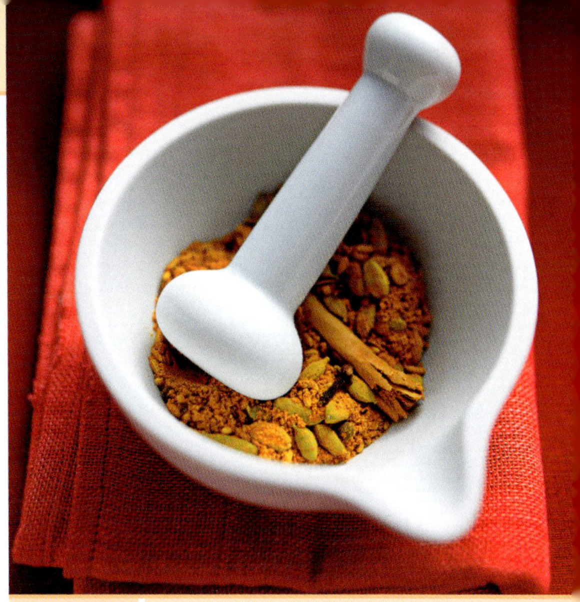

Im Mörser lassen sich auch »widerspenstige« Zutaten ganz fein zerreiben.

- **Wirkung:** Für alle, die sich selten eine Freude erlauben! Die rote Farbe stärkt das Feuer, macht froh und glücklich und regt den durch jahrelange Diätversuche lahm gelegten Stoffwechsel an.
- Essen Sie mindestens 2 Wochen lang zu jeder Mahlzeit etwas Rotes – je röter, umso besser. Entdecken Sie möglichst viele neue rote Nahrungsmittel.
- Essen Sie ansonsten, was Sie wollen – außer kalte Speisen, Milchprodukte, Zucker und Alkohol. Als Getränk gibt es roten Tee, der die Fettverdauung anregt: Tuocha- oder Pu-Erh-Tee aus dem Asien- oder Bioladen, nach Packungsangabe zubereiten.
- Stehen Sie eine Stunde früher auf. Sie können Sport machen, Musik hören, tanzen, singen, malen, meditieren.

Aber nicht fernsehen, telefonieren oder lesen. Arbeiten Sie in dieser Stunde nicht. Tun Sie nichts, was Sie nicht richtig gern tun. Fragen Sie nicht »Wozu?«. Entdecken Sie Ihre Kindlichkeit wieder, Ihre Leichtigkeit und Ihren natürlichen Egoismus.

Pfirsich-Frühlingskur

2 EL frische, selbst gepflückte Pfirsichblüten pro Tag

- **Wirkung:** Pfirsichblüten reinigen die Blutgefäße, verbessern den Stoffwechsel, helfen Fettdepots zu schmelzen und verleihen einen frischen Teint.
- Morgens und abends je 1 EL Pfirsichblüten mit 1/2 l kochend heißem Wasser überbrühen, 10 Min. ziehen lassen. Warm trinken.
- Mindestens 2 Wochen so fortfahren. Essen Sie während der Kur keinerlei tierisches Eiweiß.
- **Tipp:** Ähnlich wirkt ein Tee aus je 1 TL Färberdistelblüten, die Sie als »Flores Carthami« in der Apotheke erhalten oder, noch edler: Verwenden Sie 1/2 TL Safranfäden.

Astragalus-Tee

Pro Tag: 15 g Radix Astragali ▪ 2 g Cortex Cinnamomi

- **Wirkung:** Fördert die Leichtigkeit, stärkt das Immunsystem.
- Die täglichen 15 g Astragalus kochen Sie morgens 25 Min. in 2 l Wasser.
- Abseihen, in eine Thermoskanne geben. Im Laufe des Tages warm trinken. 4 Wochen lang fortsetzen.

TIPP

LEICHTER WERDEN

In der chinesischen Tradition gibt es das Problem des Dünnerwerdens nicht. Es gibt aber das »Leichterwerden«. Damit meinten die alten Chinesen einen lebensverlängernden geistigen Zustand, der bedeutet: Nichts schwer nehmen, lässig sein, über den Dingen stehen, auf Wolken schweben, träumen und tanzen. Die Chinesen verstehen Körper und Geist als Einheit – ein Mensch im Zustand der Leichtigkeit ist auch körperlich leicht. Werden Sie leicht-sinnig!

Einige Kräuter fördern diesen Zustand der Leichtigkeit. Am besten finde ich Radix Astragali (siehe Rezepte oben). Diese Wunderpflanze erhöht den Grundumsatz, stärkt das Immunsystem und verbessert die Blutbildung. Und das sind nur ein paar der unzähligen positiven Wirkungen.

> **Variante:** Noch günstiger für Stoffwechsel und Blutfettspiegel sowie den Abbau von Körperfett ist folgende Teemischung. Die Zutaten können Sie ebenfalls in der Apotheke bestellen.

30 g Radix Astragali ▪ 30 g Fructus Crataegi ▪ 30 g Rhizoma Dioscoreae

> 15 g der Mischung in 2 l Wasser 30 Min. köcheln, in eine Thermoskanne geben und im Laufe des Tages trinken.

Tee zur Blutzuckerregulierung

200 g getrocknete Yamswurzel (Afrikaladen oder Apotheke)

> **Wirkung:** Verhindert Heißhungerattacken, stabilisiert den Blutzucker und stärkt die Stoffwechselfunktionen.
> Pro Tag kochen Sie 20 g getrocknete Yamswurzel 20 Min. in 1 l Wasser.
> In eine Thermoskanne geben und über den Tag verteilt warm trinken.
> **Tipp:** Sie können pro Tag ruhig bis zu 5 solcher Zubereitungen trinken.
> **Tipp:** Der Chrysanthemen-Tee von Seite 60 ist auch für Diabetiker ein angenehmes Dauergetränk. Die Wirkung auf den Blutzucker ist minimal, doch hilft der Tee, Ablagerungen an den Gefäßwänden zu verhindern, und kann bei regelmäßiger Anwendung Spätschäden vorbeugen.

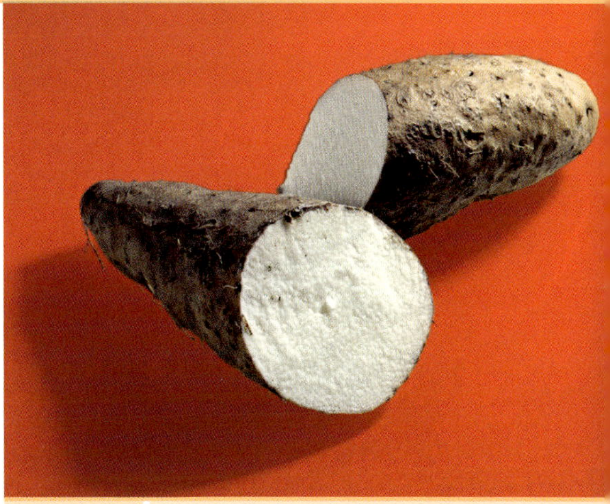

Yamswurzeln haben eine enorm positive Wirkung auf den Blutzucker.

Feuchtigkeit regulieren

Wenn die Erde die Nahrung nicht in Energie umwandelt, kühlt der Körper ab. Wasser, das als feiner Nebel im Körper zirkulieren sollte, um Haut und Schleimhäute zu befeuchten, kühlt ab, sackt nach unten und behindert die Durchblutung. Es kommt zu Ausfluss, kalten Füßen, schweren Beinen, Krampfadern und Fußpilz. Die Haut wird oft trocken und schuppig. Dies würde durch einfache Entwässerung eher noch schlimmer. Besser ist es, die Funktion der Erde zu stärken, damit die Feuchtigkeit wieder zirkulieren kann und nicht immer wieder neue Feuchtigkeit entsteht. Dazu müssen Sie kalte Nahrungsmittel (siehe Seite 39) unbedingt vermeiden, besonders Zucker, kalte Getränke, Bier und Milchprodukte.

Gerstentee gegen Feuchtigkeit

30 g »chinesische Gerste« bzw. »Hiobstränen« (Asienladen oder Apotheke; Semen Coicis)

- **Wirkung:** Hilft bei schwachem Bindegewebe mit diffusen Wassereinlagerungen, »dicken Beinen«, Ausfluss, ständiger Müdigkeit, Augenschwellungen und häufigen blauen Flecken.
- Die Körner in 1 l Wasser 20 Min. lang köcheln. Morgens nüchtern trinken. 2 Wochen lang fortsetzen.
- Tipp: Sie können die Körner auch kauen, was die Wirkung verstärkt.

Bei »schweren Beinen« sollten Sie oft ausruhen und etwas trinken – am besten den kühlenden Kürbisschalentee.

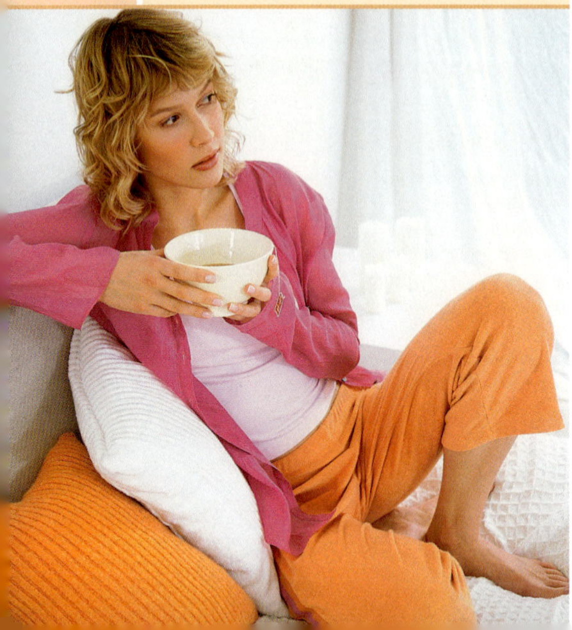

Trocknender Ginkgotee

40 g Semen Ginkgo ▪ 20 g Semen Benincasae ▪ 20 g Semen Loti ▪ 12 g weiße Pfefferkörner ▪ brauner Zucker

- **Wirkung:** Hilft bei starkem Ausfluss. Bei zusätzlichem Brennen und starkem Juckreiz verwenden Sie auch den »Kühlenden Kürbisschalen-Tee« (unten).
- Beginnen Sie mit der Anwendung des Ginkgotees am ersten Tag Ihrer Menstruation.
- Alle Zutaten im Mörser leicht zerstoßen und 20 Min. lang in 1 l Wasser köcheln lassen.
- In eine Thermoskanne geben und im Lauf des Tages trinken.
- 10 Tage lang fortsetzen.

Kühlender Kürbisschalen-Tee

200 g Kürbisschale oder 150 g Wassermelonenschale, jeweils mit dem harten weißgelben bzw. grünen Fruchtfleisch

- **Wirkung:** Hilft, wenn die Beine bei heißem Wetter anschwellen, sowie bei Ausfluss mit Brennen und Juckreiz.
- Die Schalen mit 1 l Wasser 10 Min. kochen. Abgießen, in eine Thermoskanne geben. Im Lauf des Tages trinken.
- **Wichtig:** Während der Kur sollten Sie keinen oder ganz wenig Alkohol trinken!

Weizenkeimtee zur kräftigenden Entwässerung

6 g Weizenkeime

- **Wirkung:** Kräftigt das Gewebe und entwässert sanft.
- Die Weizenkeime in einer trockenen Pfanne goldgelb rösten. Vor der Einnahme in 1/2 l Wasser ganz kurz aufkochen, abseihen und warm trinken.
- 3-mal täglich wiederholen.

Tee gegen Krampfadern

90 g frische, ungeröstete Erdnüsse mit dem braunen Häutchen ▪ 90 g kleine rote Bohnen ▪ 90 g »rote Datteln« (Asienladen) ▪ 2 Zimtstangen

- **Wirkung:** Stärkt die Gefäße zur Vorbeugung von Krampfadern und verbessert die Durchblutung. Gleichzeitig wird sanft Wasser ausgeschieden.
- Alle Zutaten in 2 l Wasser 30 Min. lang kochen. Abseihen und über 2 Tage verteilt trinken.
- Mindestens 2 Wochen lang fortsetzen.
- **Tipp:** Bei schweren Beinen und Neigung zu Krampfadern, zum Beispiel durch sitzende Tätigkeit, kann ein chinesischer Arzt noch viel mehr für Sie tun. Sie müssen aber mit der Behandlung rechtzeitig beginnen, das heißt, ehe die Venen dick und ausgebeult sind.

Tinktur gegen Fußpilz

3 EL Alaun (Apotheke) ▪ 3 EL Ingwerpulver

- **Wirkung:** Ein Rezept von meinem unvergessenen Lehrer Professor Gao Lishan, Peking. Es hilft bei Fußpilz oder anderen nässenden Ekzemen, einer Folge von zu viel Feuchtigkeit im Körper.
- Beide Zutaten in 1/2 l Wasser aufkochen. Topf vom Herd nehmen und so lange stehen lassen, bis das meiste Pulver sich am Topfboden abgesetzt hat.
- Die Flüssigkeit in ein anderes Gefäß abgießen. Am besten eine Portion in eine kleine Sprühflasche füllen.
- Jeden Morgen Zehen und Zwischenräume leicht betupfen oder besprühen und eintrocknen lassen. Bis zum Verschwinden des Pilzes fortsetzen.
- **Variante:** Bei heißen, brennenden, aber schwitzigen Füßen halbieren Sie die Ingwermenge und geben der fertigen Flüssigkeit 5 Tropfen Pfefferminzöl bei.
- **Tipp:** Die Tinktur hilft auch gut gegen Fußgeruch, Schweißfüße und nässende Ekzeme des ganzen Körpers. Wenn die Haut rissig wird, hilft Sesamöl.
- **Tipp:** Feuchtigkeit ist schwer und tendiert dazu, nach unten zu fließen. Dies führt häufig zu Wassereinlagerungen in den Beinen, zu Ausfluss und zu Pilzen. Unterstützen Sie die Fußpilz-Kur daher mit dem »Gerstentee gegen Feuchtigkeit« von Seite 86.

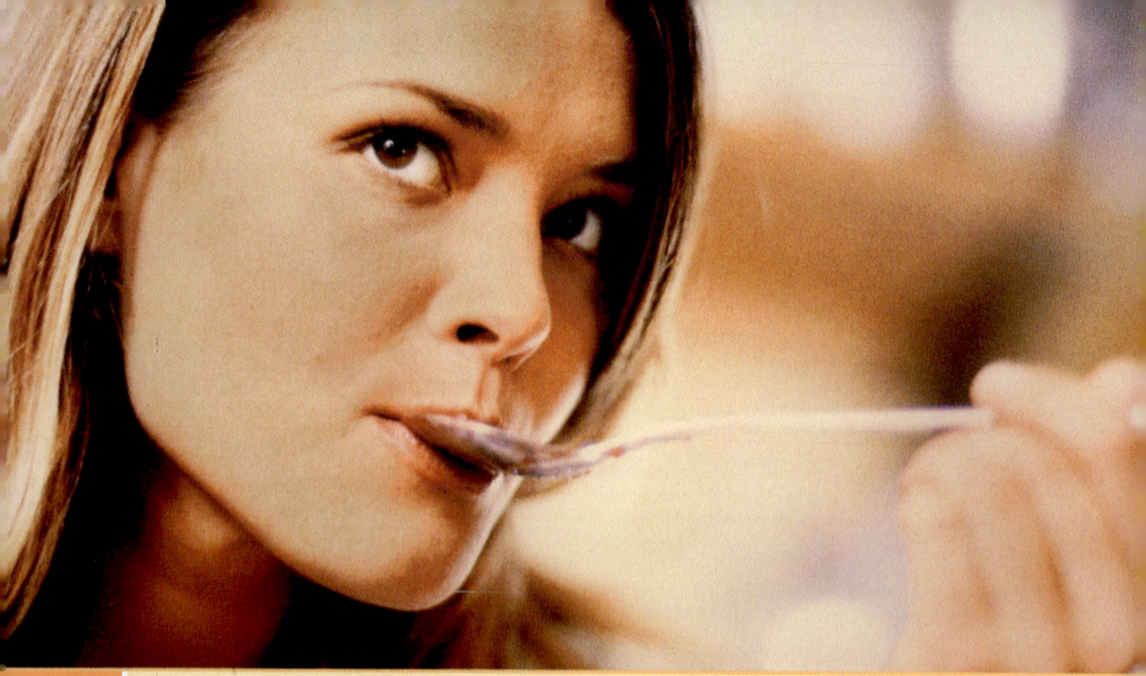

Rezepte für das Metall

Ist das Gleichgewicht des Elements Metall gestört, reagiert die Lunge auf die unterschiedlichsten Reize immer gleich: mit Husten. Einer meiner Lehrer in Peking, ein berühmter Arzt, sagte: »Von allen Krankheiten ist der Husten am schwierigsten zu verstehen.« Um Husten dauerhaft zu behandeln, muss man zunächst immer erst herausfinden, was ihn hervorruft: Verschmutzte Luft? Ärger? Traurigkeit? Scharfes Essen? Klimawechsel? Sollten Sie nach einiger Zeit der Selbstbehandlung nicht recht weiterkommen, holen Sie sich besser professionellen Rat. Außer bei Erkältung und den verschiedenen Arten von Husten spielt das Metall auch bei sehr vielen Problemen mit der Haut eine Rolle.

Erkältung

Weil das Thema Erkältung beim Metall so sehr im Vordergrund steht und Erkältungskrankheiten so häufig sind, finden Sie hier zunächst einige allgemeine Ratschläge, wie Sie damit umgehen können.

Erkältungswetter

Bei windigem beziehungsweise regnerisch kühlem Wetter sollten Sie niemals nüchtern nach draußen gehen, vor allem wenn sie müde und erschöpft von der Arbeit kommen oder sich enttäuscht, traurig oder einsam fühlen. Halten Sie einen Moment inne und essen Sie etwas. Notfalls knabbern Sie ein paar Kekse, zum Beispiel Ingwerkekse.
Sollten Sie bereits durchgefroren sein, so ist energetisch kalter Kaffee mit energetisch kaltem Zucker nicht so gut. Stärken Sie sich lieber mit einer heißen Suppe, mit warmem Ingwer, Zwiebeln oder viel Pfeffer (siehe zum Beispiel Rezept Seite 90).
Bei Erkältungswellen gibt es immer Menschen, die gar nichts abbekommen: Ihr Metall ist stark. »Erde bringt Metall hervor« – stärken Sie zur Erkältungsvorbeugung auch Ihre Mitte, zum Beispiel mit Astragalus-Tee (siehe Seite 84).

Was tun bei Erkältung?

Bei hartnäckigen, schweren Viruserkrankungen müssen Sie zum Arzt – am besten zum chinesischen. Eine einfache Erkältung können Sie aber selbst in die Hand nehmen. Vergessen Sie den Spruch, dass eine Erkältung mit Behandlung eine Woche und ohne Behandlung sieben Tage dauert. Richtig angepackt, sind Sie den Ärger in ein paar Stunden wieder los!

Kur zur Abwehrstärkung

- **Wirkung:** eine wohltuende Kur, die bei Gliederschmerzen, Steifigkeit, dem Gefühl von Schwäche und Niedergeschlagenheit im ganzen Körper »Wind und Kälte« aus dem Körper herauszieht – durch die so genannten Windpunkte im Nacken und am oberen Rücken. Sie stärkt außerdem Ihre Abwehrkräfte.

Den »Punkt der hundert Mühsalen« behandeln

Tigerbalsam oder reines Pfefferminzöl, alternativ etwas frisch zerhackter Ingwer, Ingwersaft oder Rheumasalbe (Apotheke)

- Reiben Sie das Öl im Nacken und zwischen den Schulterblättern in die Haut ein. Legen Sie besonders viel Wert auf die Gegend um den siebten Halswirbel. Das ist der dicke »Knubbel«, dort wo der Hals in die Schultern übergeht. Der Punkt direkt unter diesem Wirbel heißt »Punkt der hundert Mühsalen«. Bei ständig überlasteten oder bekümmerten Menschen ist dieser Punkt oft richtig angeschwollen – als lastete dort all das Gewicht und all der Kummer.

Halten Sie sich warm!

- Bei Gliederschmerzen legen Sie etwas zerhackten Ingwer auf den Punkt und packen eine Wärmflasche darauf – keine Sorge, wenn Sie den Punkt nicht so genau treffen, mit dieser Behandlung »heizen« Sie die ganze Region.

- **Wichtig:** Decken Sie sich gut zu. Denn wenn die Poren jetzt aufgehen und die Erkältung herauslassen (nebst anderen »Mühsalen« – vielleicht fließen sogar ein paar Tränen), dann soll möglichst nichts Neues durch die geöffneten Poren eindringen! Entfernen Sie die Wärmflasche, sobald Sie zu schwitzen beginnen.
  Sollten Sie bereits einen heißen Kopf oder Fieber haben, kommt diese Behandlung zu spät und könnte sogar Kopfschmerz auslösen.
- **Tipp:** Kochen Sie sich begleitend zu der Kur einen Ingwertee oder Pfeffernudeln (siehe unten).

Wärmende Pfeffernudeln

Knapp 1/2 l heiße Brühe ▪ Fadennudeln ▪ weiße Pfefferkörner

- **Wirkung:** Die Suppe hilft, die Erkältung auszuschwitzen, und stärkt zusätzlich Ihre Erde. Diese wurde wahrscheinlich überstrapaziert, als Sie nüchtern oder überarbeitet nach draußen gegangen sind oder sich beim Wintersport zu sehr erschöpft haben. Typische Anzeichen sind starke Müdigkeit oder Heißhunger auf Süßigkeiten sowie eine leichte Triefnase ohne allzu starke Gliederschmerzen und ohne hohes Fieber.
- Kochen Sie die Nudeln in der Brühe weich und würzen Sie mit so viel frisch gemahlenem weißen Pfeffer, wie Sie gerade noch vertragen.
- Trinken Sie die Brühe so heiß wie möglich und schlürfen Sie die Nudeln.
  Legen Sie sich danach ins Bett. Gut zudecken.

Ingwertee-Kur

Mindestens 15 g frischer Ingwer ▪ brauner Zucker oder Malzzucker (Bioladen) nach Geschmack

- **Wirkung:** Wird verwendet, wenn man sich im wahrsten Sinne des Wortes erkältet hat, etwa beim Warten an einer zugigen Haltestelle oder durch Tragen von zu leichter Kleidung. Das macht sich bemerkbar in Gliederschmerzen, Frösteln und Frieren, eventuell Bauchweh, später Schüttelfrost, Fieber und manchmal Blasenentzündung.
- Waschen Sie den Ingwer mit kaltem Wasser und schneiden ihn mitsamt der Haut in dünne Scheiben.
- Mit 1 Tasse Wasser kurz aufkochen, 10 Min. ziehen lassen. Sie brauchen den Tee nicht abzuseihen.
- Nach Geschmack mit braunem Zucker süßen und in kleinen Schlucken möglichst heiß trinken. Wenn Sie möchten, können Sie die Ingwerscheibchen anschließend zerkauen.

- Bei Bauchweh können Sie Malzzucker zum Süßen verwenden, falls Sie gerade welchen zur Hand haben.
- Ins Bett legen und schwitzen. Sollten Sie nicht schwitzen, trinken Sie noch einen Ingwertee und zwischendurch viel heißes Wasser.
- **Wichtig:** Sie müssen schwitzen, sonst wirkt es nicht. Sie sollten aber nicht klatschnass werden, denn das macht schlapp. Decken Sie sich also nicht zu dick zu, und wechseln Sie verschwitzte Bettwäsche aus.
  Lassen Sie bei den ersten Anzeichen einer solchen Erkältung alles stehen und liegen und verkriechen sich mit dem Ingwertee zum Schwitzen ins Bett. Wenn Sie das rechtzeitig tun – das heißt, bevor Sie fiebern – ersparen Sie sich den Rest und mögliche Folgen der Erkältung!

Zwiebel-/Knoblauchtee

1 große Zwiebel ▪ die weißen Anteile von einem Bund möglichst alter und verschrumpelter Frühlingszwiebeln ▪ 5 Zehen Knoblauch ▪ brauner Zucker, oder besser Malzzucker (Bioladen)

- **Wirkung:** Siehe »Ingwertee-Kur«, linke Seite. Dieses Rezept verwenden Sie für den Fall, dass kein frischer Ingwer da ist oder wenn Sie mal heimische Gewächse für die Kur ausprobieren möchten. Zwiebeln und Frühlingszwiebeln sind dabei etwas besser für die Bronchien und beugen Husten sehr gut vor. Knoblauch ist der Favorit bei zusätzlichem Durchfall oder Bauchschmerzen.
- Schneiden Sie die Zwiebeln und/oder den Knoblauch mitsamt Haut in dünne Scheiben. Mit 1 Tasse Wasser ganz kurz aufkochen.
- Zugedeckt ein paar Minuten ziehen lassen. Nach Geschmack süßen und möglichst heiß schluckweise trinken. Schmeckt eigentlich gar nicht so übel!
- Wie oben beschrieben ins Bett legen und schwitzen.

Bei einer Erkältung wohltuend: Stärkung der Abwehrkräfte und der Mitte.

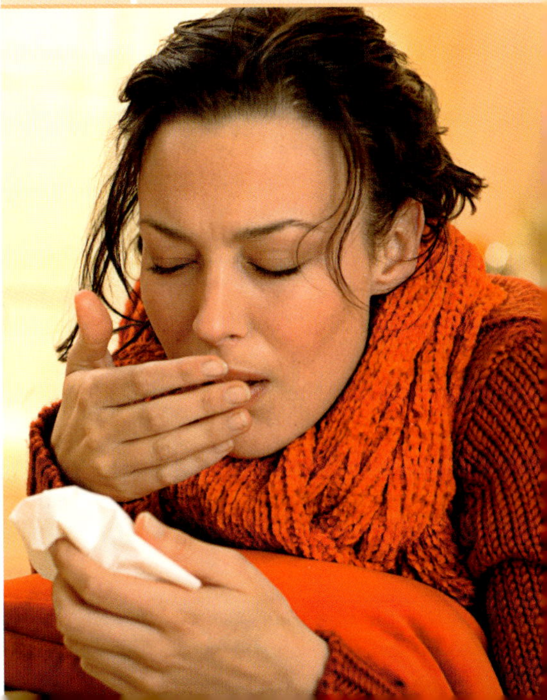

- **Tipp:** Sie können auch Zwiebeln und Ingwer zusammen, mit etwas braunem Zucker, zu einer »Großen Erkältungssuppe« verarbeiten.

Wasser-Trinkkur

- **Wirkung:** Mit dieser Trinkkur überstehen Sie den Tag ohne Schwitzkur im Bett. Sie lässt die eingedrungene Kälte über die Blase wieder ausfließen.
- 1 1/2 l Wasser zum Kochen bringen und in eine Thermoskanne geben – falls Sie nur eine kleinere Thermoskanne haben, gehen Sie portionsweise vor.
- Das Wasser im Verlauf von 1 Stunde schluckweise austrinken. Schützen Sie sich dabei vor Zugluft und Kälte.
- Nach etwa 1/2 Stunde zeigt Ihnen wiederholter starker Harndrang, dass Ihre Niere begonnen hat, Schadstoffe aus dem Körper zu schwemmen – eine wichtige Voraussetzung dafür, dass die Erkältung abklingen kann. Ihr Kopf wird wieder klar, Schmerzen lassen nach.
- Sollte die Erkältung am Abend wider Erwarten nicht verschwunden sein, haben Sie nun ja Gelegenheit zu einer Schwitzkur mit Ingwer.
- **Wichtig:** Sie haben sich auf dem Weg zur Arbeit erkältet? Sie haben (im schlimmsten Fall ...) einen Kindergeburtstag vor sich? Machen Sie die Wasser-Trinkkur und setzen Sie sich keiner Zugluft aus.

Husten bei Kälte und Erschöpfung

Langwieriger Husten durch Wind und Kälte ist oft der »Rest« einer Erkältung. Wird eine Erkältung verschleppt oder ist das Metall sehr schwach, kommt es oft zu chronischer Bronchitis mit ständigem Husten und weißlichem Auswurf. Jede kleine Verschlechterung der Luft, wie Smog oder Aufenthalt in schlecht belüfteten Räumen, wird zur Qual. Die Betroffenen sind meist sehr infektanfällig oder leiden unter Asthma. Wo andere ein bis zwei Tage Schnupfen bekommen, legen Sie sich mit schwerem Husten für Wochen ins Bett.

Knoblauchkur für das Metall

500 g Knoblauch • 1 große, frische Ingwerknolle (beides Bioqualität und möglichst schon etwas »angeschrumpelt«)

- **Wirkung:** Beugt chronischer Bronchitis vor und stärkt die Abwehrkräfte. Ratsam ist es, die Kur im (Spät-) Sommer durchzuführen, um genügend Yang-Wärme für den Winter zu sammeln.
- Den Ingwer mit Schale in Scheiben schneiden. Den Knoblauch schälen.
- Alle Zutaten im Mixer zerkleinern und den Brei im Kühlschrank aufbewahren.
- Morgens und abends 1 EL zusammen mit heißem Wasser einnehmen.

Die Einnahme fortsetzen, bis alles aufgebraucht ist. Eventuell nach 1 Woche Pause wiederholen.

- Sie werden sehen, im darauf folgenden Herbst bleiben Sie gesund!
- **Tipp:** Diese Kur, im Spätsommer durchgeführt, kann sogar bei Asthma helfen, wenn dieses regelmäßig im Winter schlimmer wird.
- **Wichtig:** Verzichten Sie während der Kur auf Alkohol, Kaffee, alle Milchprodukte, Weizen und Zucker.

Stärkendes Elixier für die Lunge

50 g Malzzucker (Bioladen) ▪ 50 g Walnüsse ▪ 50 g frischer Ingwer

- **Wirkung:** Dieses Rezept wirkt nicht so stark wie die »Knoblauch-Kur für das Metall« (siehe linke Seite). Dafür ist es wohlschmeckender und vor allem »umweltfreundlicher«. Außerdem ist es auch für Kinder gut geeignet.
- Den Ingwer waschen und klein schneiden. Alle Zutaten im Mixer zerkleinern und den Brei zugedeckt im Kühlschrank aufbewahren.
- Morgens und abends jeweils 1 EL des Elixiers mit heißem Wasser einnehmen. Kinder unter 5 Jahren nehmen 2-mal täglich 1 TL.
- Die Einnahme fortsetzen, bis alles aufgebraucht ist.

Husten mit Schleim

Nicht nur Kinder sind von diesem Leiden betroffen – aber sie sind es besonders häufig. Zu jeder Jahreszeit rasselt es in ihren Lungen. Die Nase ist zu, der Mund offen, die Ohren sind ständig entzündet – das tut entsetzlich weh! Die Kinder jammern, bekommen keine Luft und können nicht schlafen – dafür sind sie tagsüber nur halb wach und wollen außer Säften und Süßigkeiten gar nichts mehr essen. Manche sind auch übererregt und hektisch. Gar nicht so selten leiden Kinder unter Migräne. Mehr über Schleim und Feuchtigkeit finden Sie auf Seite 95.

Entgiftender Hustenwickel

2 EL fein gehackter Ingwer ▪ 5 EL schwarzer Reisessig (Asienladen) ▪ 5 Tropfen Pfefferminzöl (für Kinder 2 Tropfen)

- **Wirkung:** Macht frisch und klar, wenn man sich vor Schleim wie benebelt und eventuell leicht fiebrig fühlt.
- Den Ingwer mit dem Essig in 1 Tasse Wasser kurz aufkochen, zugedeckt 10 Min. ziehen lassen, abseihen und das Pfefferminzöl zugeben.
- Die Hälfte davon heiß auf ein dünnes Tuch geben, so heiß wie es gerade noch erträglich ist auf die Brust legen, mit einem Handtuch abdecken. Dazu das restliche Gebräu schluckweise trinken.

Rettichsaft

1 schwarzer Rettich (Bioqualität) ▪ Malzzucker (Bioladen), ersatzweise Honig

- **Wirkung:** Wenn Ihr Kind Husten mit viel Auswurf hat, erleichtert ihm der Saft das Abhusten.
- Den Rettich in dünne Scheiben schneiden und dünn mit Malzzucker bestreuen. Über Nacht zugedeckt Saft ziehen lassen.
- Kleinkinder bis 3 Jahre nehmen 3-mal täglich 1 Teelöffel Saft ein. Ältere Kinder entsprechend mehr. Keine Sorge: Der Saft schmeckt lecker!
- **Wichtig:** Rettich ist ein wunderbares Mittel gegen Schleim. Die langen, überzüchteten weißen Exemplare sind allerdings nicht scharf genug. Den kleinen, scharfen Schwarzen Rettich gibt es im Bioladen und häufig auch auf dem Bauernmarkt.

Schwarzer Rettich ist ein kräftiges Mittel gegen hartnäckige Verschleimung.

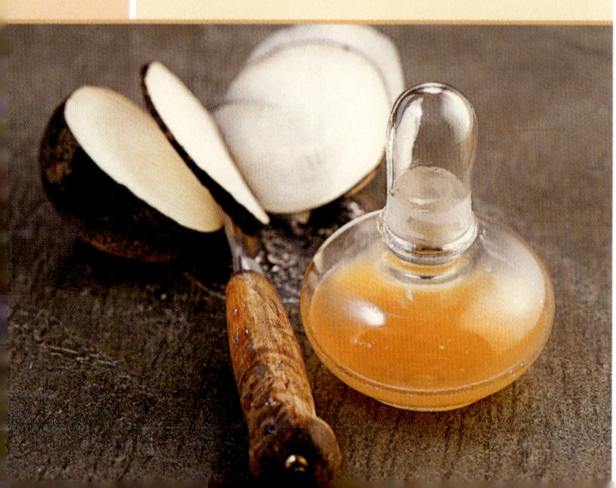

Rettichtee

1 kleiner schwarzer Rettich (Bioqualität) ▪ 5 Scheiben Ingwer ▪ 1 Birne

- **Wirkung:** Besonders zäher Schleim bei Erwachsenen lässt sich mit diesem Tee leichter abhusten.
- Abends alle Zutaten putzen und fein reiben. Mit 300 ml kochend heißem Wasser überbrühen und zugedeckt 10 Min. ziehen lassen.
- Durch ein feines Sieb oder Tuch gießen, zusätzlich die zurückbleibende Masse auspressen und die gesamte Flüssigkeit sofort trinken.

Huflattichtee

10 g Huflattichblätter

- **Wirkung:** Huflattich ist ein international beliebtes Hustenmittel, das in China vor allem bei Raucherhusten verwendet wird. Es hilft bei zähem Schleim und kratzendem Husten.
- Den Huflattich mit 1/2 l kochend heißem Wasser überbrühen und den Tee morgens nüchtern schluckweise trinken. Im Laufe des Tages mindestens 2-mal wiederholen.
- **Wichtig:** Wahrscheinlich können Sie es nicht mehr hören, aber noch besser als Teetrinken wäre es auf jeden Fall, mit dem Rauchen aufzuhören ...

AUF DIE ERNÄHRUNG ACHTEN

TIPP

Langfristig hilft bei Schleim nur eines: Dafür sorgen, dass nicht ständig neuer Schleim entsteht. Die wichtigste Maßnahme: Süßigkeiten und Milchprodukte, gezuckerte und aromatisierte Fruchtmixgetränke vom Speiseplan streichen, ebenso Fruchtsäfte und Limonaden, gerade auch, wenn sie mit angeblich gesunden chemischen Vitaminen angereichert sind!
Verbannen Sie auch Fertiggerichte, Fertigpulver, Fast Food und »Dosenfutter«. Stattdessen gibt es ein paar Wochen lang jeden Morgen warmen Getreidebrei (fix selbst gekocht aus Getreideflocken und Wasser oder Reismilch), ungesüßt und ohne Milch, und zum Trinken viel heißes Wasser. Zu den anderen Mahlzeiten gibt es frisches Gemüse und Reis, nach Belieben gewürzt. Verzichten Sie in dieser Zeit konsequent auf Nudeln, Brot und Snacks zwischendurch. Schulkinder bekommen Reiswaffeln oder Pumpernickel und frisches Obst als Pausenmahlzeit mit. Nach ein paar Wochen ist der Schleim-Alptraum vorbei! Übergewichtige nehmen mit dieser Ernährung übrigens ab – dabei ist es beinahe egal, wie viel sie essen.

Hitziger Husten und Dauerhusten

Diese Hustenformen gehen nach chinesischer Auffassung nicht unbedingt von der Lunge aus, sondern werden durch Hitze oder Feuer ausgelöst: »Feuer greift Metall an.« Der Hitze-Angriff kann von innen oder von außen kommen. Oft ist der Husten sehr quälend. Die Betroffenen können nicht schlafen und »husten sich die Lunge aus dem Hals«, besonders nachts. Sie leiden oft an geheimer Traurigkeit. Diese kann uralt und dem Betroffenen selbst kaum noch bewusst sein. Übrig geblieben ist »nur« der Husten. Versuchen Sie, dieser Traurigkeit auf den Grund zu gehen und sie noch einmal bewusst zu erleben. Wann trat der Husten erstmals auf? Was war damals passiert? Mehr über Hitze finden Sie ab Seite 43.

Kleiner Windhitze-Tee

1 EL Süßholz ▪ 3 EL Minze ▪ 3 EL Chrysanthemenblüten ▪ 1 EL weißer Zucker

- **Wirkung:** Kühlt die Hitze bei plötzlich auftretender Sommergrippe mit Husten, Fieber, kratzigem Hals oder Heiserkeit.
- Das Süßholz in 1/2 l Wasser 10 Min. köcheln. Die Kräuter zugeben, ganz kurz aufkochen. 10 Min. ziehen lassen.
- Mit dem Zucker süßen, in eine Thermoskanne geben und warm trinken.

Trockene Lunge und trockene Haut

Trockener Husten und trockene Haut entstehen oft bei Heizungsluft, vor allem bei Büroluft. Beide Beschwerden können äußerst unangenehm und scheinbar langwierig sein. Hier ist es wichtig, die Lunge und die Haut zu befeuchten. Mehr zum Thema Trockenheit lesen Sie auf Seite 45.

Kühlender Aprikosenkern-Tee

1 EL Aprikosenkerne (Bioladen) ▪ 3 EL Chrysanthemenblüten (Asienladen)

- **Wirkung:** Der Tee hilft bei dauerndem leichten, aber nervenden Hüsteln und trockener Haut, indem er Haut und Schleimhäute von innen befeuchtet, die durch Klimaanlagen und Heizungsluft geschädigt sind und zu Gereiztheit und Rötungen neigen.
- Die Aprikosenkerne klein hacken, mit den Chrysanthemenblüten in 300 ml Wasser ganz kurz aufkochen. Zugedeckt 10 Min. ziehen lassen, schluckweise warm trinken.
- 3-mal täglich wiederholen.
- **Tipp:** Sie können die Aprikosenkerne auch frisch aus dem Stein der Früchte klopfen: Kräftig mit einem Hammer zuhauen! Das Fruchtfleisch können Sie zum Beispiel für einen warmen Reisbrei mit Obst verwenden ...

Lungenschnee

1 Tasse Sojamilch ▪ 1 Ei ▪ Honig

- **Wirkung:** Lindert Reizhusten bei Erschöpfung, der oft durch Austrocknung entsteht, hilft nach Entbindungen, Diäten, Operationen oder Bestrahlungen und im Alter. Auch der Stuhl kann trocken sein – die Haut sowieso.
- Morgens sehr früh die Sojamilch zum Kochen bringen. Vom Herd nehmen und mit dem Schneebesen das Ei hineinschlagen, so dass die Milch schön schaumig wird, und leicht süßen.
- Bis zur Linderung täglich wiederholen.
- **Tipp:** Unterstützend wirken Beeren – vor allem Maulbeeren (siehe Seite 57).

Sonnenblumen-Brühe

2 kleine, ganze Sonnenblumenblüten ohne die Blütenblätter ▪ 200 g Kandiszucker

- **Wirkung:** Hilft bei quälendem Reizhusten, trockenen Schleimhäuten oder auch trockenem Stuhl.
- Die Blüten kalt abbrausen, trockenschütteln, grob zerschneiden, in einem Topf mit Wasser bedecken und mit dem Kandiszucker 40 Min. zugedeckt köcheln. Bei Bedarf Wasser nachgießen, so dass etwa 2 l Brühe entstehen.
- Abgießen, in eine Flasche füllen und 6 Tage lang jeweils abends trinken.

Hustentrank für Kinder

1 EL Honig ▪ 1/2 TL Sesamöl

- **Wirkung:** Sorgt für leichteres Abhusten und dadurch ruhigeren Schlaf bei kleinen Kindern.
- Die Zutaten mit 1/2 Tasse sehr warmem Wasser gut verquirlen und dem Kind zu trinken geben.
- **Tipp:** Für Kinder, die neben dem Husten auch noch sehr aufgeregt oder traurig sind, eignet sich zum Ein- und Durchschlafen besser der »Wunderbare Kindertee« von Seite 70.

Nasenräucherung mit Erdnüssen

7 frische, ungeröstete Erdnüsse mitsamt dem braunen Häutchen

- **Wirkung:** Eine wirksame, wenn auch etwas aufwändige Kur gegen die chronische »Trief- und Schniefnase«.
- Geben Sie die Erdnüsse in eine trockene Eisen- oder Emailpfanne.
- Drehen Sie aus einem großen Stück Pergament- oder Backpapier eine Tüte, deren Öffnung etwa den Durchmesser der Pfanne hat. Das spitze Ende der Tüte sollte ein wenig offen sein.
- Stülpen Sie die Tüte über die Pfanne, so dass die Spitze wie ein Schornstein nach oben zeigt.
- Nun erhitzen Sie die Erdnüsse unter sanftem Schütteln, bis die braunen Häutchen anzubrennen beginnen.
- Der aus dem »Pergamentschornstein« aufsteigende Rauch wird nun durch die Spitze der Papiertüte 3-mal in jedes Nasenloch inhaliert, wobei das jeweils andere Nasenloch zugehalten wird.
- Täglich wiederholen und 1 Monat lang fortsetzen. Die Nüsse jedes Mal gegen neue austauschen.
- **Wichtig:** Damit Sie nicht husten müssen, sollten Sie nur flach »schnüffeln« und auf keinen Fall den Rauch tief in die Lungen atmen!

Der Rauch von Erdnüssen ist ungemein wohltuend und wirksam.

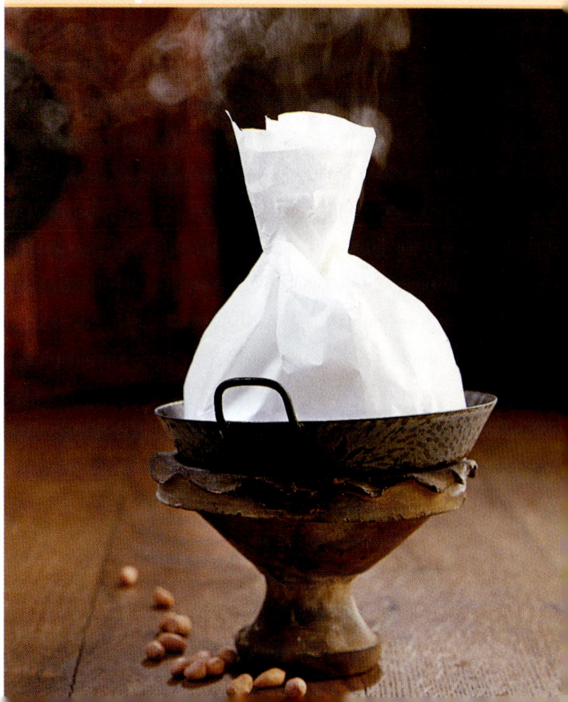

TIPP

SESAMÖL UND HONIG FÜR NASE UND HAUT

Wie alle Metallorgane reagieren Haut und Nase empfindlich auf Trockenheit, wie sie zum Beispiel in klimatisierten Büroräumen herrscht. Beliebte und häufig verwendete chinesische Hausmittel gegen Trockenheit sind Honig und Sesamöl.
Sesamöl erhalten Sie als Lebensmittel im Asien- oder Bioladen. Dünn aufgetragen lindert es Entzündungen der Haut und lässt kleine Verletzungen und Verbrennungen schneller abheilen, ohne dabei zu fetten. Das Öl wirkt auch sehr gut bei trockenen Lippen. Bei trockenen Nasenschleimhäuten tröpfeln Sie öfters am Tag ein paar Tropfen Sesamöl in jedes Nasenloch.
Honig »zieht Wasser« und verhindert Bakterienwachstum. Bei borkiger, entzündeter Nase erwärmen Sie eine kleine Menge Honig in einem Töpfchen (nicht kochen!). Dann führen Sie etwas warmen Honig mit einem Wattestäbchen in die Nase ein.

> **Tipp:** Zugegeben, Nasensprays sind praktischer. Aber ihre Anwendung macht oft abhängig und kann die Schleimhäute stark schädigen.

Tinktur zur Wiederbelebung der Nase

1 dicke, ganz frische Knoblauchzehe ▪ einige Tropfen schwach salziges Salzwasser (»physiologische Kochsalzlösung«; Apotheke)

> **Wirkung:** Verhindert das langsame Absterben der Nasenschleimhäute – dieses kann sich darin äußern, dass die Nase sich über längere Zeit immerzu geschwollen anfühlt, Sie ohne Nasenspray kaum noch Luft bekommen und außerdem der Geruchsinn nachlässt.

> Den Knoblauch durch die Knoblauchpresse drücken, den entstehenden Saft in ein Schälchen laufen lassen und mit etwa der gleichen Menge physiologischer Kochsalzlösung vermischen.

> Die Mischung wird nun mit einem kleinen Wattebausch aufgesaugt und der Wattebausch behutsam in die Nase eingeführt.

> Lassen Sie den Wattebausch möglichst einige Minuten liegen und wiederholen Sie dies 3-mal täglich.

> Setzen Sie die Kur fort, bis die Nasenschleimhaut wieder abgeheilt ist.

> **Wichtig:** Setzen Sie sofort alle Nasensprays ab und versuchen Sie herauszufinden, wovon Sie »die Nase voll« haben (und setzen Sie wenn irgend möglich auch dies ab). Beginnen Sie möglichst bald mit der Kur.

Zimt-Ginkgo-Tee

1 Zimtstange ▪ 2 EL Ginkgoblätter (Apotheke)

- **Wirkung:** Hilft die arterielle Durchblutung zu verbessern. Unterstützt damit die Durchblutung von Nase, Finger und Zehen und Ohren, wenn diese öfter bei Kälte weiß und dann in der Wärme rot werden oder wie erfroren sind.
- Die Zimtstange in 1/2 l Wasser zum Kochen bringen, nach 10 Min. die Ginkgoblätter zugeben. Topf vom Herd nehmen und alles zugedeckt weitere 10 Min. ziehen lassen.
- 3-mal täglich 1 Tasse zubereiten und warm trinken.

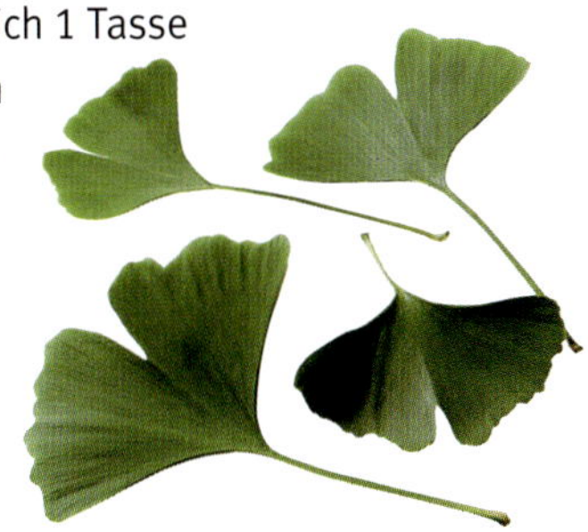

Ginkgosamen-Tee zur Regulierung des Herzfeuers

Pro Tag: 5 g Ginkgosamen (Semen Ginkgo) ▪ 5 »rote Datteln« (Fructus Jujubae) ▪ 2 g Zimtzweige (Ramuli Cinnamomi) ▪ 1 g Süßholz, (Radix Glycyrrhizae praeparatae)

- **Wirkung:** Mit einer roten Nase sind häufig ausgerechnet schüchterne und zart besaitete Menschen geplagt. Sobald sie ins Warme oder unter Menschen kommen, beginnt ihr Gesicht und insbesondere die Nase zu glühen. Der Tee hilft nicht nur gegen die rote Nase, es lindert auch den zugrunde liegenden Herzschmerz.
- Alle Zutaten in 1/2 l Wasser 30 Min. einweichen und 10 Min. zugedeckt köcheln lassen.
- Den Tee in eine Thermoskanne geben und über den Tag verteilt einnehmen.
- Die Kur 10 Tage lang fortsetzen.
- **Tipp:** Weitere Rezepte gegen Herzklopfen, Schlafstörungen, Ängste, Nervosität und innere Unruhe finden Sie auf Seite 69 und 77.
- **Tipp:** Ginkgosamen und Süßholz erhalten Sie in der Apotheke. Datteln und Zimtzweige im Chinaladen. Am leichtesten ist es, wenn Sie alles bestellen (Adressen siehe Seite 121, oder in der Apotheke). Vergessen Sie in diesem Fall nicht, die Zutaten passend für die 10-tägige Kur zu berechnen.

Gardeniensamen-Tee

60 g Fructus Gardeniae ▪ 20 g Myrrha ▪ 20 g Olibanum ▪ 10 g Ramuli Cinnamomi

- **Wirkung:** Klärt die Haut, kühlt und entgiftet. Hilft bei roter Nase, erweiterten Äderchen, groben Poren und unreiner, fettiger Haut. Auch bei Besenreisern im Gesicht kann der Tee helfen.

- Alle Zutaten 10 Min. in 2 l Wasser kochen. Den Tee kühl aufbewahren.
- Im Laufe von 5 Tagen jeden Morgen ein Fünftel von dem Tee auf nüchternen Magen trinken. Zusätzlich öfter einige Tropfen in die betroffenen Hautstellen massieren.
- 3 Tage pausieren. Bei Bedarf wiederholen. Die Anwendung lohnt sich, und das sollte sie auch, denn Sie müssen alle Zutaten bestellen – und leider schmeckt der Tee fürchterlich!

Entgiftender Essig

50 g frischer Ingwer ▪ 100 ml schwarzer Reisessig ▪ 50 g brauner Zucker

- **Wirkung:** Lindert den Juckreiz bei Lebensmittelallergien.

INFO

ROTE NASE?

In China werden rote Nasen auch charmanterweise »Schnapsnasen« genannt. Schnaps ist heiß: »Feuer greift Metall an« – nach Alkoholgenuss kommt es zu Rötungen der Haut, vor allem der Nase.
Auch andere hitzige Nahrungsmittel können zur »Schnapsnase« führen. Hier hilft die »Reinigende Kur« von Seite 75.

- Ingwer fein hacken; mit Zucker, Essig und 200 ml Wasser 5 Min. kochen lassen. Über den Tag verteilt trinken.

Pampelmusenkern-Wasser

25 g Pampelmusenkerne

- **Wirkung:** Heilend und lindernd bei gereizter, geröteter und nässender Haut.
- Die Kerne im Mörser zerstoßen, mit wenig kochend heißem Wasser überbrühen und über Nacht stehen lassen.
- Am Morgen alles im Mixer zu einem Püree zerkleinern, dann durch ein Tuch seihen. Kühl aufbewahren.
- So oft wie möglich auf die betroffenen Stellen auftragen und leicht einreiben.

Bananen-Packung

Schale von 1 Bio-Banane

- **Wirkung:** Zusammenziehend und kühlend bei Juckreiz mit Schwellungen und Nässen, ohne die Haut auszutrocknen.
- Die Schale gut waschen, klein schneiden, mit wenig Wasser in den Mixer geben. Auf die Haut auftragen, ein feuchtwarmes Tuch darüber legen.
- Die Packung nach 1/2 Stunde mit viel lauwarmem Wasser abwaschen.
- Bei starkem Spannungsgefühl helfen einige Tropfen Sesam- oder Mandelöl mit etwas Wasser vermischt.

Tinktur gegen Teufel in der Haut

20 g Talcum ▪ 20 g Glycyrrhizae praeparatae ▪ 30 g Radix Sophorae ▪ 10 g Myrrha

- **Wirkung:** Sehr hilfreich bei nässenden und juckenden Ekzemen, bei denen die ganze Haut nach und nach »aufgeweicht« wird. Wirkt auch bei sehr quälenden, fast schmerzhaften Empfindungen tief in der Haut.
- Alle Zutaten in 1/2 l Wasser 30 Min. lang einweichen, dann alles 10 Min. köcheln lassen. Abseihen und die Flüssigkeit immer wieder auf nässende, gerötete und besonders quälend juckende und schmerzende Hautstellen auftupfen.
- Die Mixtur trocknet die Haut aus. Bei rissiger Haut nach dem Auftragen sollten Sie daher mit etwas Sesam- oder Mandelöl nachfetten.
- Keine anderen Cremes verwenden.
- **Tipp:** Bei feuchter Haut ohne Entzündung, etwa bei Schweißfüßen und bei Fußpilz, hilft die Tinktur von Seite 87.

Unreine Haut

Unreine, großporige Haut, Mitesser, Akne und ähnliche Ärgernisse gelten als eine der besonderen »Freuden« der Jugend. Hitze bringt alle unreinen, meist feuchtigkeitsbedingten Ablagerungen in der Haut zum »Kochen«. Je stärker die Hitze kocht und brodelt, umso dicker und garstiger werden auch die Pickel. Junge Männer gelten als besonders hitzig, da sie ganz unter dem Einfluss des Yang stehen. Entsprechend treten die schlimmsten Formen der Akne meist bei ihnen auf.
Bei Frauen entsteht die meiste Hitze vor der Menstruation oder unter starkem beruflichem oder psychischem Druck. Unter Stress kann Akne in jedem Lebensalter aufblühen. Alle, die von dieser unangenehmen Hautkrankheit betroffen sind, sollten sich getröstet fühlen: Sollten Sie einmal nach China reisen, werden Sie sehen, dass es dort so gut wie keine unreine Haut gibt – und das liegt nicht (nur) an den Genen. Voraussetzungen für eine erfolgreiche Aknebehandlung, ob mit Hausmitteln oder professionell:

- Eine regelmäßige, schmerzfreie Menstruation,
- regelmäßige Verdauung und
- regelmäßiges, frisches und frisch gekochtes Essen.

Bei den ersten beiden Punkten brauchen Sie eventuell professionelle Unterstützung. Punkt drei ist Ihre Aufgabe.

Ernährung bei Akne

Die Stoffwechselfunktion der Erde ist die Grundlage für eine gesunde Haut: »Metall bringt Erde hervor.« Ernährungsfehler spiegeln sich oft zuerst in der Haut. Essen Sie vor allem Getreideprodukte (etwa Reis und Nudeln) und viel frisches Obst und Gemüse. Fisch, Sojaprodukte, Eier und etwas Fleisch können hinzukommen. Verwenden Sie nach Herzenslust gute, kaltgepresste Öle und frische Kräuter und Gewürze. Für Konserven, Fast Food, Süßigkeiten, Wurst, Milchprodukte, tierische oder gehärtete Fette und Alkohol gilt: Auf eigene Gefahr ...

Gerstentee für schöne Haut

50 g »chinesische Gerste« oder »Hiobstränen« (Semen Coicis, Asien- oder Bioladen) ▪ 10 g Radix Scutellariae

- **Wirkung:** Klärt die Haut bei Mitessern und Unreinheiten, fettigem Hautbild und Grobporigkeit, indem er die Erde festigt und den Stoffwechsel anregt.
- Die Gerste in einem Sieb kalt spülen, 30 Min. in 1 l Wasser einweichen. Dann im Einweichwasser 30 Min. lang kochen.
- Das Wasser abgießen und auffangen. In diesem Wasser wird nun die Radix Scutellariae 10 Min. gekocht.
- Über 3 Tage verteilt vor den Mahlzeiten trinken. 1 Monat lang fortsetzen.
- **Tipp:** Rote Pickelchen auf der Nase, die nicht richtig »reifen« wollen, können manchmal mit dem Gardeniensamen-Tee von Seite 99 zum Abschwellen gebracht werden.

Das »Allerweltskraut« Löwenzahn klärt als Zutat im Tee Hautprobleme von innen.

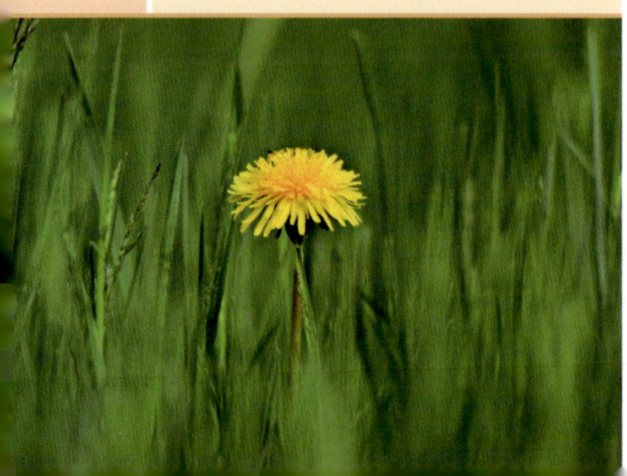

Löwenzahntee

10 bis 30 g Löwenzahnkraut mit Wurzeln (Garten) bzw. Herba Taraxaci, Planta tota (Apotheke)

- **Wirkung:** Löwenzahn desinfiziert und hilft bei entzündeten, eitrigen Pickeln.
- Den Löwenzahn kalt abbrausen, klein schneiden und mit 300 ml kochend heißem Wasser überbrühen. 10 Min. ziehen lassen und warm trinken.
- 3-mal täglich wiederholen. Falls Durchfall auftritt, die Menge reduzieren.
- **Tipp:** Wenn Sie von außen etwas nachhelfen wollen, können Sie einen sehr starken Aufguss aus Löwenzahn herstellen und die Haut damit betupfen. Trocknet die Haut zu sehr aus, kann über die Tinktur etwas Mandel- oder Sesamöl getupft werden. Andere Hautcremes sollten Sie dazu nicht verwenden.

Gardenien-Rhabarber-Tee

8 g Fructus Gardeniae ▪ 5 g Radix Scutellariae ▪ 1 g Myrrha ▪ 1 g Olibanum ▪ 1 g Radix et Rhizoma Rhei

- **Wirkung:** Bei starker Akne, eventuell mit Narbenbildung, kann der Tee die harten Stellen erweichen und Entzündungen zum Abklingen bringen. Eigentlich gehören noch Kakerlaken dazu; ohne sie wirkt der Tee etwas schwächer.
- Zutaten mit 1/2 l Wasser 30 Min. einweichen, dann alles 10 Min. köcheln.
- Über den Tag verteilt trinken. Ab und zu einige Tropfen leicht in die betroffenen Hautstellen massieren.
- Die Kur 10 Tage lang fortsetzen. Bei Erfolg nach 3 Tagen Pause wiederholen.
- **Tipp:** Eine meiner Lehrerinnen, die trotz ihrer fast 60 Lebensjahre ein Gesicht wie ein junges Mädchen hat, verriet mir ihr Geheimnis: Sie nimmt seit vielen Jahren morgens nüchtern 1/2 g Rhabarberwurzel-Pulver mit etwas warmem Wasser. Statt Pulver könnten Sie täglich 1 TL Rhabarberwurzel-Granulat (in Apotheken bestellbar) einnehmen.
- **Wichtig:** Rhabarber kann abführend wirken. Weicher Stuhl ist hier durchaus erwünscht. Bei wässrigem Durchfall den Tee beim nächsten Mal 10 Min. länger kochen. Bei Verstopfung bis zu 10 g Rhabarberwurzel verwenden.

Tomaten-Packung

1 frische Bio-Tomate ▪ 1 TL Honig

- **Wirkung:** Sehr gutes Mittel gegen »Grauschleier«, Verhornung und Mitesser. Die Fruchtsäuren entfernen alte Hautzellen und entgiften.
- Die Tomate im Mixer pürieren und in ein grobes Tuch gießen. Den austretenden Saft mit dem Honig verrühren.
- Den Saft auf das Gesicht auftragen und ein angenehm feuchtheißes Baumwolltaschentuch darüber legen.
- Wenn das Tuch abgekühlt ist, den überschüssigen Saft damit abtupfen. Je nach Empfindlichkeit der Haut und gewünschtem Peelingeffekt etwas reiben.
- Mit viel kaltem Wasser nachspülen. Bei starker Trockenheit einige Tropfen Mandelöl auf die nasse Haut tupfen.

KOSMETIK VON INNEN

INFO

Für die tägliche Hautpflege verwenden die Chinesen seit alters her Tees zur Befeuchtung des Metalls und zur Stärkung der Mitte (»Erde bringt Metall hervor«). Die Haut wird dabei nachhaltig von innen ernährt statt von außen mit Cremes.

Darmprobleme

Der Dickdarm möchte alles immer gleich bleibend, rhythmisch und möglichst unemotional haben. Gerne warm, aber nicht heiß; gerne kühl, aber nicht kalt. Nicht zu trocken, aber dann wiederum auch, bitte, nicht zu feucht. Fühlt er sich irgendwie gestört, so streikt er sofort und lässt sich oft nur mit komplizierten Behandlungen wieder zur Aufnahme einer geregelten Tätigkeit bewegen. Mehr zum Durchfall finden Sie ab Seite 80.

Die Selbstbehandlung ist für die verschiedenen Darmentzündungen und Allergien eher nicht geeignet. Anders ist es bei Verstopfung und Darmträgheit: Diese sind auch nicht leicht zu behandeln – aber der Versuch lohnt, denn ständiges Verwenden von Abführmitteln ist bekanntlich keine gute Alternative. Diese Mittel machen abhängig und verlieren nach und nach ihre Wirkung – dies gilt auch für pflanzliche Mittel.

Außer Abführmitteln werden im Westen vor allem Quellmittel empfohlen: Dazu gehören zum Beispiel Backpflaumen, Feigen und Weizenkleie. Ballaststoffe sind wichtig für einen gesunden Darm. Ist die Darmtätigkeit aber erst einmal zum Erliegen gekommen, werden die Beschwerden durch solche quellenden Mittel eher noch quälender, da die Betroffenen sich ja ohnehin schon fühlen »wie eine gestopfte Gans«.

Wir erinnern uns: Das Metall ärgert sich vor allem über Trockenheit, Hitze und Kälte. Bei Trockenheit und Hitze verwenden viele Chinesen einfach Sauermilchprodukte. Bei den meisten Menschen im Westen wirken diese nicht so gut. Einige meiner Patientinnen kommen mit Kefir oder Sauerkrautsaft aber gut zurecht.

Kartoffelsaft

2 Tassen Kartoffelsaft (aus rohen Kartoffeln selbst gepresst oder aus dem Reformhaus)

- **Wirkung:** Bringt Erleichterung bei Hitzeverstopfung mit saurem Magen.
- Morgens nüchtern 1 Tasse Kartoffelsaft trinken, die zweite vor dem Mittagessen.

Tomatenkur

4 gekühlte Tomaten

- **Wirkung:** Hilft bei Hitzeverstopfung mit starker Trockenheit der Haut und Schleimhaut und bitterem Mundgeschmack.
- Morgens nüchtern die 4 gekühlten Tomaten essen. Gut kauen!
- **Tipp:** In China werden Tomaten nicht gesalzen, sondern gezuckert, was die kühlende Wirkung noch verstärkt. Diese gezuckerten Tomaten schmecken sehr fruchtig und lecker.

Tipps zur Darmbefeuchtung

- In akuten Fällen, etwa nach einer Geburt oder Operation, morgens nüchtern 1 Tasse lauwarmes, leicht gesalzenes Wasser trinken.
- Stärker befeuchtend wirken 3 rohe Eiweiß in 1 Tasse kaltem Wasser morgens auf nüchternen Magen.
- Sie können es auch mit 1 EL Honig, verquirlt in 1 Tasse lauwarmem Wasser, auf nüchternen Magen versuchen.

Befeuchtender Spinat

250 g Spinat ▪ 4 EL Sesamöl ▪ Salz

- **Wirkung:** Befeuchtet den trockenen Darm von innen.
- Den Spinat in etwas Salzwasser 1 Min. dämpfen und mit dem Sesamöl und etwas Salz anmachen. Dieser kleine Imbiss wird über mehrere Tage vor den Mahlzeiten gegessen.

Pinienkern-Milch

100 g Pinienkerne

- **Wirkung:** Die Kerne befeuchten das Metall und helfen bei Darmtrockenheit.
- Die Pinienkerne über Nacht in 1/2 l Wasser einweichen. Am Morgen mit dem Einweichwasser kurz aufkochen, im Mixer zu einer sahnigen Milch pürieren.
- Die Pinienmilch morgens erhitzen und nüchtern in kleinen Schlucken trinken. Mindestens 1 Woche lang fortsetzen.
- **Tipp:** Sie können stattdessen auch Mandeln verwenden oder beides mischen.

Walnuss-Nektar

150 g Walnüsse ▪ 100 g Honig

- **Wirkung:** Nach einer Geburt zur Befeuchtung des Darms oder für ältere Menschen, die leicht frieren und sich erschöpft fühlen.

TROCKENHEIT IM DARM

INFO

Bei Trockenheit wirkt es, als hätte der Darm seine Funktion eingestellt. Ohne stärkere Bauchschmerzen oder andere störende Erscheinungen kommt es manchmal nur zu einer Entleerung pro Woche. Trotzdem ist die ausgeschiedene Menge oft recht klein. Die Entleerung ist langwierig und manchmal ausgesprochen schmerzhaft. Diese Störung entsteht durch Energie- und Säftemangel, zum Beispiel nach einer Geburt, nach starkem Blutverlust oder – meistens – im höheren Lebensalter. Der Energiemangel ist der Grund dafür, warum es meist nicht reicht, einfach viel Wasser zu trinken.

- Die Walnusskerne im Mörser mit sehr wenig Sesamöl oder Mandelöl zerreiben und mit dem Honig vermischen.
- Mit 600 ml Wasser zu einer sahnigen Walnussmilch mixen und auf 3 Abende verteilt vor dem Schlafengehen trinken.

Maulbeermarmelade

1 kg frische Maulbeeren (türkischer Laden) oder 500 g getrocknete Maulbeeren (»Fructus Mori«) ▪ 300 g Honig

- **Wirkung:** Bei trockenem Darm, Hitzewallungen, Nachtschweiß, trockenem, ergrauendem Haar, Haarausfall bei Frauen.
- Getrocknete Früchte waschen und mehrere Stunden in lauwarmem Wasser einweichen lassen. Weiterverwenden wie frische Früchte.
- Die Früchte mit 1 Tasse Wasser 2-mal kurz aufkochen. Bei geringer Hitze etwas eindicken lassen und den Honig hinzufügen.
- Von dieser Marmelade mehrmals täglich 2 EL einnehmen.

Drei-Samen-Tee

Pro Tag: 8 g Semen Persicae ▪ 8 g Semen Armeniacae ▪ 8 g Semen Cannabis ▪ 6 g Radix Angelicae sinensis

- **Wirkung:** Hilft bei sehr hartnäckiger Trockenheitsverstopfung. Der Tee ist kein Abführmittel und führt nicht zu Gewöhnung, sondern behebt die Ursache.

Maulbeermarmelade schmeckt köstlich, liefert Feuchtigkeit und Frische. Sie kann aus frischen ebenso wie aus getrockneten Beeren zubereitet werden.

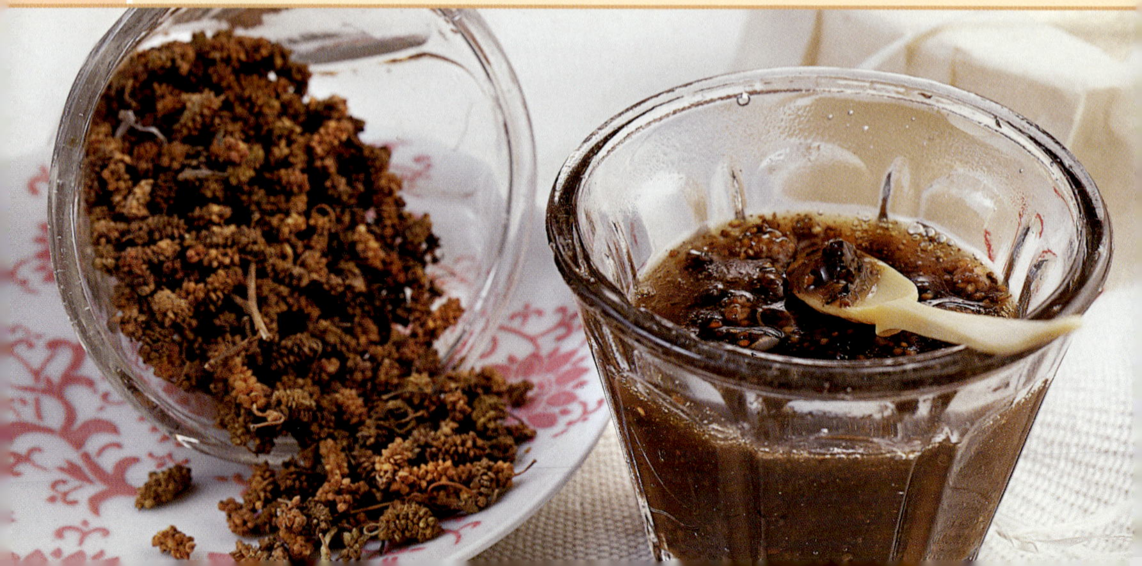

- Alle Zutaten 10 Min. in 1/2 l Wasser köcheln lassen und den Tee warm auf nüchternen Magen trinken.
- Die Kur sollte 3 bis 5 Tage lang fortgesetzt werden. Bestellen Sie daher gleich die notwendige Menge.
- **Tipp:** Statt den Tee zu bestellen, können Sie Pfirsich- und Aprikosensteine knacken, um je 8 g Kerne zu gewinnen, und die Hanfsamen (Semen Cannabis) durch Sesamsamen ersetzen. Statt der Angelikawurzel nehmen Sie Rhabarberwurzel.
- **Wichtig:** Bestellen Sie diesen Tee nur im Inland. Die (völlig harmlosen) Hanfsamen werden sonst beim Zoll wegen ihres Namens beschlagnahmt.

Rettichsamen-Tee

10 g Rettichsamen

- **Wirkung:** Hilfreich bei verdorbenem Magen und Anhäufung der Nahrung im Bauch mit Ekelgefühlen, Übelkeit, dickem weißem Zungenbelag und Verstopfung. Dazu kommt es häufig durch Chaos oder Veränderungen der Essgewohnheiten oder Überlastung (Weihnachten!).
  Typischerweise fühlen die Betroffenen sich bereits morgens nüchtern noch ganz voll, als hätten sie gerade erst gegessen. Das Essen steht ihnen gewissermaßen bis zum Hals.
- Die Rettichsamen 10 Min. köcheln, abseihen und den Tee trinken. Morgens auf nüchternen Magen trinken und bei Bedarf wiederholen.
- **Tipp:** Zur Vorbeugung hilft oft scharfer Senf, den Sie zu reichhaltigen, fettigen Mahlzeiten am besten löffelweise verzehren sollten. Ähnlich wirken Kressesamen und frischer Meerrettich.
- **Wichtig:** Die üblichen Abführmittel verstärken hier oftmals nur die Übelkeit, ohne eine Entleerung zu bewirken. Alles ist dann wie »verkleistert«.

Haustee für die Harmonie

20 g Radix Atractylodis lanceae ▪ 10 g Fructus Citri amari

- **Wirkung:** Der Tee hilft, wenn Sie öfter an den beim Rettichsamen-Tee (siehe links) beschriebenen Beschwerden leiden, etwa weil Sie beruflich viel verreisen müssen oder die Küche in Ihrem Lieblingsurlaubsland nicht vertragen. Oft sind auch Verdauungsstörungen vor der Menstruation oder Stress der Grund.
- Die Zutaten in 1/2 l Wasser 30 Min. einweichen und dann alles 10 Min. köcheln.
- Abseihen und über den Tag verteilt jeweils vor den Mahlzeiten einnehmen. Mehr zur Stärkung des Magens finden Sie ab Seite 78.

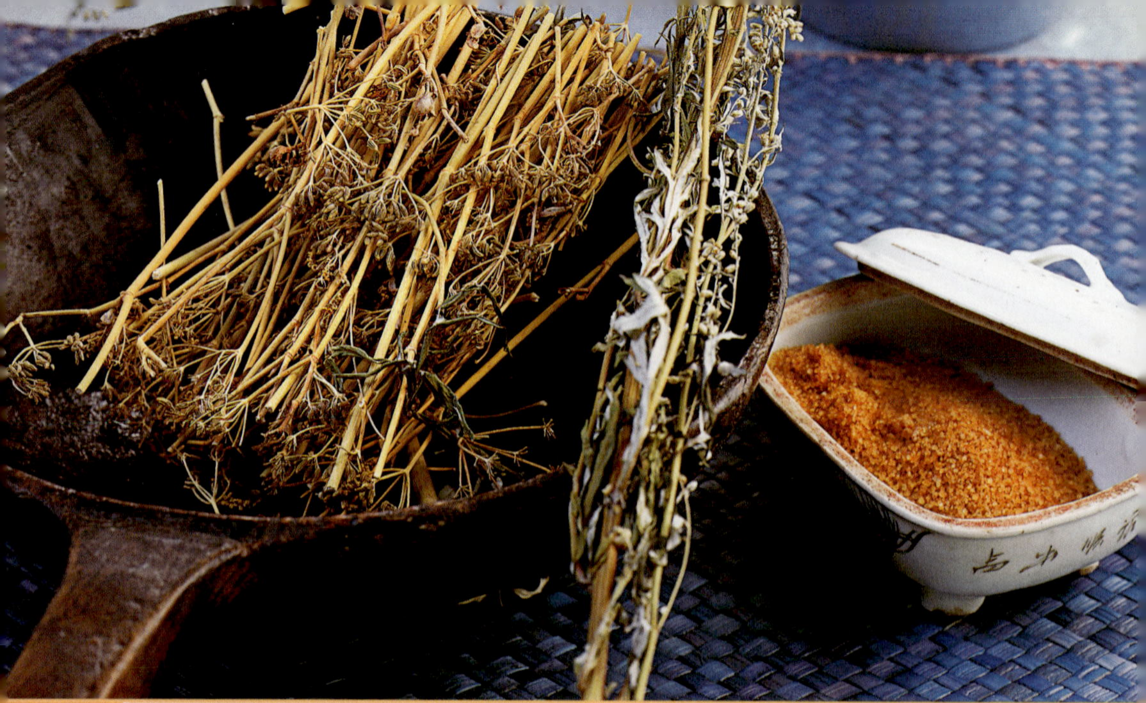

Rezepte für das Wasser

Ohne Wasser gibt es kein Leben. Daher ist das zentrale Thema hier die Sexualität – ein kreativer Akt, der neues Leben hervorbringen kann. Aber nicht nur der Liebesakt an sich ist in diesem Kapitel wichtig, sondern auch vieles andere, das auf die eine oder andere Weise damit zu tun hat: Lebenslust, Willenskraft, »Power«, Fruchtbarkeit – auch im übertragenen Sinne – sowie Kreativität und Energie. Und, ganz wichtig: der weibliche Menstruationszyklus.

Menstruationsbeschwerden

Nicht nur heftige Bauchschmerzen und die »unpraktischen« Blutungen machen Frauen in dieser Zeit zu schaffen, sondern auch Weinerlichkeit, Empfindlichkeit, Kälte und manchmal eine übergroße Traurigkeit. Wie immer hilft das Stärken der Mitte. Halten Sie außerdem Ihren Bauch konsequent warm. Mehr Tipps und Rezepte finden Sie hier.

Wärmender Ingwertee

1 walnussgroßes Stück frischer Ingwer ▪ 1 EL schwarzer Tee ▪ 8 g brauner Zucker

- **Wirkung:** Wenn Sie zu Beginn der Menstruation frieren und leichte Bauchschmerzen haben, nach Barfußlaufen auf kaltem Boden oder durch zu leichte Kleidung, wärmt der Tee wieder auf. Das gilt auch, wenn Bösartigkeit der Umwelt als »Kälteschock« gewirkt hat.
- Schneiden Sie den Ingwer in feine Streifen, die Sie dann in einer trockenen Eisen- oder Emailpfanne bei mittlerer Hitze goldgelb rösten.
- Ingwer, Teeblätter und Zucker mit 300 ml kochend heißem Wasser übergießen, kurz aufkochen und zugedeckt 3 Min. ziehen lassen.
- Abseihen und nach Belieben trinken.
- **Tipp:** Typische Kälteschmerzen sind daran zu erkennen, dass sie durch Wärme gebessert werden.

Tee, der Kälte vertreibt

(Foto links)

20 g Beifuß ▪ 10 g Fenchelsamen ▪ 10 g brauner Zucker

- **Wirkung:** Lindert starke Menstruationsschmerzen, die sich durch Wärme und nach Abgehen von schwarzen Blutklumpen bessern.
- Die Zutaten mit kochend heißem Wasser übergießen und 10 Min. zugedeckt ziehen lassen. Abseihen, warm trinken.
- **Tipp:** Der traditionelle »Milchbildungstee«, bestehend aus Fenchel, Anis, Kümmel und Brennnessel, den Sie in fast jeder Apotheke erhalten, wirkt auch bei Menstruationsbeschwerden.

BAUCHSCHMERZEN EINFACH WEGFÖHNEN

TIPP

Bei Menstruationsbeschwerden, aber auch bei anderen Bauchschmerzen, Verstopfung, Durchfall, Blähungen sollten Sie es einmal mit dem »Angelpunkt des Himmels« versuchen. Sie finden diesen Akupunkturpunkt leicht: Er liegt jeweils etwa 2 Daumenbreiten links und rechts neben dem Nabel. Sie können diesen Punkt leicht drücken, sanft massieren – oder mit der Wärme des Föhns behandeln. Betupfen Sie den Punkt mit reinem ätherischem Zimtöl und föhnen die Stelle warm. Dadurch dringt das ätherische Öl tief ein, die Schmerzen verschwinden. Oder Sie füllen, wie es die Chinesinnen machen, Ingwer in Ihren Nabel. Pflaster darüber – fertig. Nach einigen Stunden entfernen.

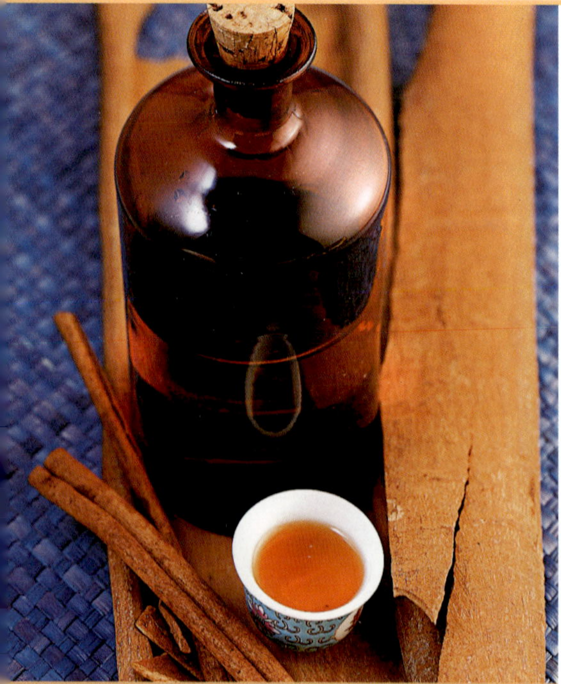

Schon der Gedanke an Zimt wärmt uns auf – dieser wohlschmeckende Schnaps lindert noch dazu Bauch- und Rückenschmerzen während der Menstruation.

Zimtschnaps

50 g Cortex Cinnamomi bzw. Zimtrinde (Asienladen), ersatzweise 9 Stangen Zimt ▪ Kandiszucker nach Geschmack ▪ 1 Flasche Cognac oder guter Weinbrand

- **Wirkung:** Eine besondere Wirkung der Yang-stärkenden Zimtrinde besteht darin, dass sie außer Kälte im Bauch vor allem die quälenden Rückenschmerzen anlässlich der Menstruation beseitigen kann und die Stimmung hebt.
- Zimt und Kandis in eine Flasche geben und mit dem Weinbrand so übergießen, dass sie ganz bedeckt sind.
- Mindestens 2 Wochen lang an einem dunklen Ort ziehen lassen.
- Bei Rückenschmerzen und Kältegefühl teelöffelweise einnehmen.
- **Tipp:** Zimtrinde sieht aus wie dickes rötliches Holz und schmeckt schön süß.

Biegsamer Bambus

40 g Radix Bupleuri ▪ 40 g Radix Angelicae sinensis ▪ 40 g Radix Paeoniae lactiflorae ▪ 40 g Radix Atractylodis macrocephale ▪ 40 g Poria Cocos ▪ 20 g Radix Glycyrrhizae praeparatae
Zusätzlich: einige Scheiben frischer Ingwer ▪ 1 Beutel Pfefferminztee oder einige Zweiglein frische Minze

- **Wirkung:** Stimmungsschwankungen, geschwollene Brüste, Kopfschmerzen, Hitzewallungen, unregelmäßiger Zyklus, Wassereinlagerungen und beginnende Wechseljahre. Das Mittel ist eines der besten Rezepte für Frauen und hilft bei fast jeder Art von Zyklusstörungen.
- Etwa 1 Woche vor Einsetzen der Regelblutung alle Zutaten außer der Minze, mindestens 30 Min. in 2 l Wasser einweichen und danach 30 Min. köcheln.
- Den Tee abseihen und die Kräuter noch einmal in etwas weniger Wasser auskochen. Gegen Ende der zweiten Kochzeit

die Pfefferminze zugeben und ganz kurz weiterkochen, bis der Minzeduft sich entfaltet.

- Beide Tees zusammengießen, kühl aufbewahren. 3-mal täglich nach dem Essen etwas Tee erwärmen und einnehmen.
- Im Laufe von 5 Tagen aufbrauchen.
- **Tipp:** Die Mischung gibt es auch als Tropfen zu bestellen, Bezugsadresse siehe Seite 121.

Roter Blütentee

10 g Rosenblüten ▪ 5 g schwarzer Tee ▪
8 g Färberdistelblüten (Flores Carthami)

- **Wirkung:** Die schöne Rose ist eines der besten Mittel bei gestörtem Fluss der Holz-Energie. Der Tee entkrampft und verflüssigt durch die Färberdistel das Blut ein wenig. Dadurch klumpt es nicht, Schmerzen und Gereiztheit lassen nach.
- Die Zutaten mit 300 ml sprudelnd kochendem Wasser überbrühen und 5 Min. zugedeckt ziehen lassen. Nach Bedarf mit Honig süßen.
- 3-mal täglich vor dem Essen trinken. Die Menge reicht für einen Tag.
- **Tipp:** Die Anwendung der entspannenden Rosenblüten kennen Sie vielleicht bereits vom »Kaiserlichen Bad« (siehe Seite 73). Dieses wohltuende Bad hilft auch bei PMS.
- **Variante:** Bei sehr starken Blutungen oder wenn Sie vor der Menstruation zwar gereizt sind, aber keine Menstruationsschmerzen haben, lassen Sie die Färberdistelblüten weg.
- **Wichtig:** Beginnen Sie rechtzeitig mit der Einnahme, mindestens 3 Tage vor der Menstruation, und setzen Sie die Anwendung bis zum Einsetzen der Blutung fort.
- **Tipp:** Viele Frauen leiden vor der Menstruation an Stimmungsschwankungen unterschiedlichster Art. Sie weinen und zweifeln an sich selbst. Manche putzen die Wohnung – was durchaus seinen Sinn hat, da Reinigung der Räume zu den Vorbereitungen jedes Rituals gehört, und die Menstruation ist ein Ritual. Zelebrieren Sie es!

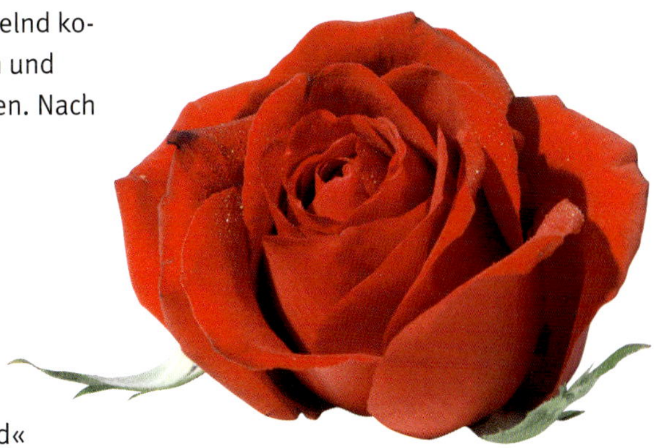

Lotussamen-Tee

5 g grüner Tee ▪ 30 g Lotussamen (Asienladen oder Apotheke; Semen Loti) ▪ 10 g weißer Kandiszucker

- **Wirkung:** Lotustee »bewahrt das Blut« bei zu starker Menstruation: Wenn das Menstruationsblut nicht gleichmäßig und schmerzlos fließt und nicht nach spätestens 5 Tagen wieder aufhört, schwächt Sie das. Die Schwächung bewirkt, dass die Blutung immer länger andauert oder stärker wird, da die zusammenhaltenden Yin-Kräfte abnehmen. Der Tee kann diesen fatalen Kreislauf bremsen.
- Die Lotussamen in 1/2 l Wasser einige Stunden einweichen, bis sie sich weich anfühlen.
- Die Samen 20 Min. zusammen mit dem Kandiszucker im Einweichwasser köcheln lassen.
- Zuletzt die Teeblätter zugeben, dann den Tee sofort vom Herd nehmen. 10 Min. zugedeckt ziehen lassen und abseihen. Warm halten und im Laufe des Tages trinken.
- Trinken Sie diesen Tee vom ersten Tag der Regelblutung an 3-mal täglich, bis die Blutung stoppt.
- **Wichtig:** Halten die zu langen oder zu starken Blutungen an, sollten Sie zum (chinesischen) Arzt gehen.

INFO

HITZE UND MENSTRUATION

Die Menstruation ist eine monatliche Reinigung. Dabei werden Hitze und Gifte aus dem Körper entfernt und Raum geschaffen für einen neuen Anfang.
Für viele chinesische Ärzte war Hitze das größte der gesundheitlichen Probleme. Hitze ist nicht nur Fieber, sondern alles, was sich heiß anfühlt: Brennen, Rötungen, Schwellungen. Hitze ist auch alles, was mit Beschleunigung zu tun hat: Nach dem Essen zu schnell wieder hungrig sein, verkürzter Menstruationszyklus, laut »bellender« Husten, Erregung. Bei Hitze sind die Körpergerüche und die Gerüche der ausgeschiedenen Stoffe oft viel stärker als sonst.
Woher kommt Hitze? Zunächst könnte sie durch heiße Nahrung aufgenommen worden sein, zum Beispiel viel Knoblauch oder Alkohol. Meist entsteht Hitze jedoch, wenn Sie emotional erregt sind – ob es sich nun um positive oder negative Gefühle handelt. Durch die Menstruation wird der Kopf dann wieder klarer. Sie »fahren runter« und werden wieder »cool«. Je stärker die Erregung, umso stärker die Blutung. Ein faszinierender und sehr fein abgestimmter Mechanismus!

Herzgespann-Tee bei zu schwacher Menstruation

50 g Herzgespann (Herba Leonuri cardiaci) ▪ 2 EL brauner Zucker

- **Wirkung:** Schwache Menstruationsblutung ist nicht unbedingt ein Problem. Die meisten Frauen fühlen sich aber besser, wenn ihr Gefühlssturm einmal monatlich geklärt wird. Bei ihnen ist das Schwächerwerden der Blutung meist ein Zeichen von Blockade. Der Tee hilft diese zu lösen, er macht das Blut wieder flüssig. Er wirkt außerdem leicht harntreibend, was gut tut, wenn es vor der Menstruation zu starken Wassereinlagerungen kommt.
- Vor dem Einsetzen der Regel das Herzgespann in 1/2 l Wasser kurz aufkochen und 10 Min. ziehen lassen.
- Süßen und abseihen. Sofort warm trinken und dazu eine Wärmflasche auf den Bauch legen.
- **Tipp:** Daoistische Nonnen meditieren bewusst so, dass die Blutung auf ein Minimum reduziert wird, um ihr kostbares Blut nicht zu vergeuden. Sie nennen dies: »Dem roten Drachen das Haupt abschlagen.« Für alle anderen Frauen ist diese Methode allerdings nicht empfehlenswert.
- **Wichtig:** Bleibt die Blutung ganz aus, sollten Sie sich auf jeden Fall professionell helfen lassen.

Ausfluss

Diese lästige Beschwerde kann sehr unterschiedliche Ursachen haben: Ausfluss mit unangenehmem Geruch entsteht durch so genannte »Hitzegifte« oder »feuchte Hitze«. Die Behandlung gehört eher in professionelle Hände. Die Chinesische Medizin kennt hier zahlreiche wirkungsvolle Anwendungen. Unterstützend können Sie aber die entgiftenden Therapien aus dem Kapitel Rezepte für das Holz ab Seite 56 anwenden.
Ausfluss ohne Geruch und ohne Juckreiz oder Brennen entsteht durch Schwächung der Erde oder durch Kälte im Unterleib. Bei Schwächung der Erde kommt es häufig zu Feuchtigkeitsstörungen: Sie fühlen sich müde, schlapp, blass und können sich nicht konzentrieren.

Hilfreiche Tipps

Viele Tipps zur Stärkung der Erde, die auch bei Ausfluss hilfreich sind, finden Sie bei den Rezepten für die Erde, etwa auf Seite 86 und 87. Zusätzlich hilft der Lotussamen-Tee von Seite 112.
Bei Yang-Leere sowie bei Kälte mit starkem Frieren und fehlender Lebensfreude kommt es ebenfalls oft zu Ausfluss. Gut helfen hier das Ingwerpulver gegen Kälte im Unterleib und der Milchbildungstee, die Sie auf Seite 114 beziehungsweise Seite 115 finden.

Ungewollte Kinderlosigkeit

Bei jedem Schöpfungsakt müssen zwei gegensätzliche Kräfte vereint werden. Genau das geschieht auch, wenn durch die Vereinigung der Essenzen von Yin (weiblich) und Yang (männlich) neues Leben entsteht. Unter Druck und Zwang stehen die Chancen dafür schlecht, vor allem, wenn Yin und Yang eher schwach sind. Die Tipps zur Selbstbehandlung helfen Ihnen, Yin und Yang zu stärken und wieder genießen und entspannen zu können.
Schöpfungsakte finden im Zeichen des Holzes statt, das durch seine sehnsüchtige Natur die Vereinigung der Gegensätze ermöglicht. Das Holz mag liebevolle Berührungen und Spiel, Träumereien, Fantasie, Freiheit ohne Zeitdruck, Kontakt zu Natur, Kindern und Tieren, bunte Farben, Gesang und Tanz. Viel mehr muss nicht gesagt werden – lassen Sie Ihre Fantasie spielen und stärken Sie Ihr Holz!

Blütentee zur Lockerung

24 g Rosenblüten ▪ 12 g Chrysanthemenblüten (Asienladen) ▪ 8 g Färberdistelblüten (Apotheke, Flores Carthami) ▪ 1 g Fenchelsamen

- **Wirkung:** Lockert, löst geistige und körperliche Verspannungen und lässt das Blut im ganzen Körper besser fließen.
- Die Blüten mit kochend heißem Wasser überbrühen, kurz ziehen lassen, abseihen und morgens nüchtern trinken.
- 3 Monate lang fortsetzen.
- **Tipp:** Ebenfalls lockernd sind der »Biegsame Bambus« (siehe Seite 110) und das »Kaiserliche Bad« (siehe Seite 73).

Ingwerpulver gegen Kälte im Unterleib

500 g frischer Ingwer ▪ 500 g brauner Zucker

- **Wirkung:** Stärkt bei Yang-Leere: Wenn Sie morgens im Bett liegen und schon alles zu viel ist, wenn Sie eiskalt sind, alle Knochen schmerzen und Sie gar nicht aufstehen wollen. Vielleicht fühlen Sie sich wie eine Oma – sexy fühlen Sie sich jedenfalls nicht. Dafür ist die Sehnsucht nach einem Kind unermesslich. Vielleicht fehlt Ihnen Achtung, Zuneigung, Liebe? Das ist mit Hausmitteln nicht zu kurieren. Aber um wieder in Schwung zu kommen, können Sie zunächst mal den Unterleib erwärmen und das Yang stärken. Das gibt neue Impulse und vielleicht Antrieb, das Leben zu verändern.
- Den Ingwer ganz fein hacken und mit dem Zucker im Mörser zerreiben. Die Mischung bei sehr geringer Hitze mit einigen TL Wasser (möglichst wenig) zugedeckt 1 Stunde lang dünsten. Vorsicht, nicht anbrennen lassen!

- Breiten Sie die Mischung auf einem Backblech aus und lassen sie 3 Tage, möglichst in der Sonne, trocknen.
- Danach wieder wie beschrieben mit etwas Wasser vorsichtig dünsten und an der Sonne trocknen. Dies wird 9-mal (also 27 Tage lang) wiederholt!
- Stehen Sie während dieser Zeit früh auf und halten Sie sich so viel Sie nur können im Freien auf. Konzentrieren Sie sich auf die Vorstellung, möglichst viel Sonnenkraft in dem Ingwer zu sammeln.
- Wenn das Ingwer-Pulver fertig ist, nehmen Sie ab dem ersten Tag der Regel 3-mal täglich 1 TL davon ein. Stellen Sie sich vor, wie die Sonnenkraft durch den Ingwer in Ihr Herz kommt.
- **Wichtig:** Verbrauchen Sie das Pulver innerhalb eines Monatszyklus. Während dieser Zeit leben Sie sexuell enthaltsam und nehmen keine kalten (siehe Tabelle Seite 39), keine rohen oder fetten, schweren Speisen oder Getränke zu sich.

»Milchbildungstee« gegen Kälte im Unterleib

20 g so genannter »Milchbildungstee« oder jeweils 7 g Anis, Fenchel, Kümmel und Brennnessel

- **Wirkung:** Leiden Sie bei unerfülltem Kinderwunsch mit Kältegefühl und sexueller Lustlosigkeit zusätzlich unter viel weißem Ausfluss und häufigem Wasserlassen, hilft dieser Tee, der bei uns auch verwendet wird, um die Milchbildung anzuregen. Zur Behandlung von Unfruchtbarkeit müssen Sie allerdings »chinesisch« dosieren:
- Den Tee überbrühen, 10 Min. zugedeckt ziehen lassen. 1 Monat lang 3-mal täglich wiederholen.
- **Tipp:** Oft können Sie die Wirkung des Tees daran erkennen, dass Ihr Urin sich beim Wasserlassen wärmer anfühlt.
- **Wichtig:** Während der Kur müssen Sie sexuell enthaltsam leben.

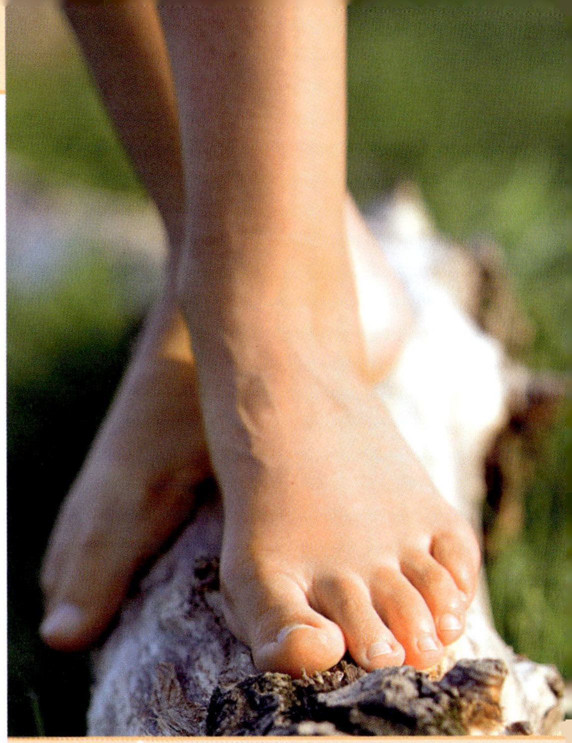

Achten Sie in den Tagen der Menstruation auf Ihr inneres Gleichgewicht.

Mangel an Lebenslust

Sie sind in letzter Zeit etwas vergesslich? Sie gehen lieber allein, mit Wärmflasche und Krimi, anstatt in anregender Gesellschaft ins Bett? Sie schlurfen am Wochenende den ganzen Tag lustlos im Bademantel durch die Wohnung, immer zwischen Fernsehsessel und Kühlschrank hin und her? Sie haben keine Visionen, keine Power und überhaupt auf gar nichts Lust? Höchste Zeit für ...

Yangsheng!

Die Traditionelle Chinesische Medizin lehrt, dass jeder Mensch zu seiner Geburt eine bestimmte Menge an »Essenz« mitbekommt. Der geheimnisvolle Stoff sitzt in den Nieren, dazwischen oder irgendwo im Unterleib. Wo genau, war im alten China eine heiß diskutierte Frage.

Die Essenz entspricht dem, was wir als Power, Vitalität, Sex-Appeal und Lebenslust bezeichnen. Manche sprudeln davon nur so über. Andere haben weniger davon oder irgendwie nicht den Zugang dazu. Wie eine Batterie sorgt die Essenz dafür, dass unsere Lebensfunktionen wie von selbst immer weiter laufen. Lässt sie vor der Zeit nach, so wird zuallererst an zwei Funktionen gespart: den geistigen und den sexuellen!

Yangsheng war die exklusive Fachrichtung der Chinesischen Medizin, die sich auf die Pflege der Essenz spezialisierte – traditionelles Anti-Aging. Yangsheng-Ärzte genossen oft besondere Privilegien. Die Menschen suchten sie von weither auf, und die Kaiser selbst erwiesen ihnen ihre Referenz. Heutzutage ist Yangsheng normaler Bestandteil der Chinesischen Medizin, und einiges können Sie leicht selbst ausprobieren.

INFO

FÜR NEUGIERIGE: DIE »SCHLAFZIMMERKUNST« DES YANGSHENG

Zum Yangsheng gehören Techniken wie Meditation, Tai Ji Juan und Qi Gong. Ganz wichtig aber ist die »Schlafzimmerkunst«. Schon vor 2000 Jahren erklärte der berühmte Gelehrte Ge Hong: »Männer und Frauen müssen ihr Yin und Yang austauschen, sonst werden sie krank.« Ein häufiger Einwand späterer Zeiten war, dass Männer beim Sex Lebenskraft verlören, während die Frauen hemmungslos profitierten. Andere dagegen argumentierten im Sinne von Ge Hong, dass nur unglückliche, unbefriedigte Frauen den Männern Kraft rauben würden. Mehr über Ge Hong finden Sie im Buch »Donner, Wind und Berg« (siehe Seite 120). Aus der Yangsheng-Tradition stammt auch das »Erneuernde Jadewasser« von Seite 76.

Welkes Yang – kaltes Yin

Als welkes Yang bezeichnen die Chinesen alle Arten von Potenzproblemen. Mangelnde Libido wird als kaltes Yin bezeichnet. Ob Mann oder Frau – hier muss erwärmt werden. Frauen verwenden Ingwerpulver (siehe Seite 114). Männer versuchen es mit Walnüssen und Himbeeren.

Walnussmilch

2 Hand voll frische Walnusskerne ▪ evtl. etwas brauner Zucker, Zimt oder Fenchel

- **Wirkung:** Lassen Sie sich überraschen!
- Die mit Liebe geknackten Nüsse über Nacht in Wasser einweichen. Kurz aufkochen und im Mixer zu Milch verarbeiten. Heiß und leicht gesüßt genießen.

Walnuss-Zimt-Schnaps

Etwa 2 Hand voll frische Walnusskerne ▪ Kandiszucker nach Belieben ▪ 5 Zimtstangen ▪ 1/2 Flasche Cognac oder guter Rum

- **Wirkung:** Belebt an kalten Winterabenden. Schmeckt auch Frauen!
- Eine Flasche zur Hälfte mit den Nüssen füllen, Zucker hinzugeben, mit dem Alkohol aufgießen. 4 Wochen dunkel stehen lassen.
- **Tipp:** Frische Walnüsse erhalten Sie im Herbst und Winter auf dem Markt.

INFO

WALNÜSSE ERWÄRMEN DEN UNTERLEIB

Walnüsse gelten als besonders Yang-stärkend. Yang ist eine wärmende Kraft. Wenn Sie im unteren Rücken immer wieder ein Steifegefühl haben und manchmal nach dem Sitzen kaum hochkommen, leiden Sie vielleicht unter Yang-Leere. Halten Sie Ihren Rücken schön warm und essen Sie mehrmals täglich 5 frische Walnüsse.
Walnüsse gibt es bei mir zu Weihnachten und ich denke mir kaum etwas dabei. Aber bieten Sie einmal in chinesischer Gesellschaft Walnüsse an: Die Männer werden sich vielsagende Blicke zuwerfen oder verkünden: »Ich ess mal lieber nicht so viele.« Walnüsse, besonders wenn sie noch etwas grün sind, gelten in China geradezu als natürliches »Viagra«.

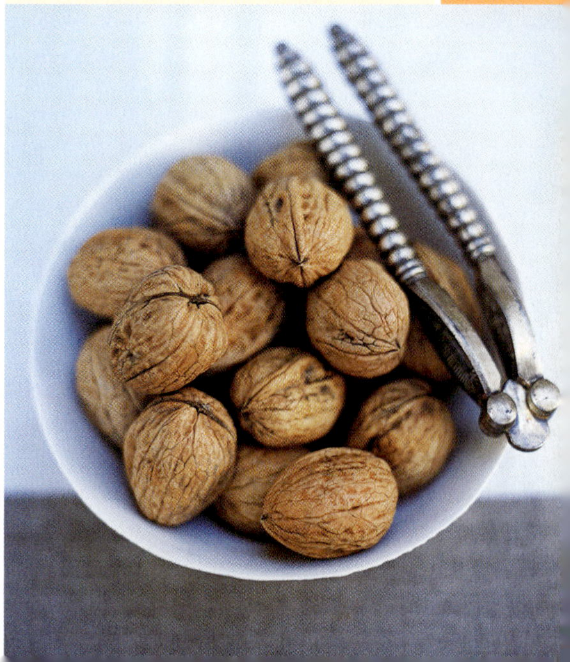

Echter Ginsengtee

3 g fein geschnittener weißer Ginseng (Asienladen; entspricht etwa 1 schwach gehäuften TL)

- **Wirkung:** Die »Wunderwurzel« Ginseng wird seit uralten Zeiten zur Behandlung unzähliger Krankheiten eingesetzt. Ginseng stärkt unter anderem die Immunabwehr, regt den Stoffwechsel an, fördert die Leistungsfähigkeit und Potenz. Er hilft bei depressiven Verstimmungen und Wechseljahrsbeschwerden von Männern ebenso wie von Frauen.
- Die Ginsengwurzel mit etwa 1 Tasse kochend heißem Wasser überbrühen und 10 Min. ziehen lassen. Nicht abseihen.
- Trinken Sie diesen Tee 3-mal täglich. Wenn möglich, sollten Sie die kostbaren Ginsengstückchen zum Schluss noch auskauen.
- Die Kur wird acht Wochen lang entsprechend fortgesetzt.
- **Tipp:** Wenn Sie Ginseng als ganze Wurzel verwenden, sollten Sie ihn etwa doppelt so lang auskochen.
  Kandierter Ginseng ist schon gedämpft und wird einfach geknabbert.
- **Wichtig:** Während der Kur sollten Sie auf schwarzen und grünen Tee, Kaffee und Möhren verzichten.
  Chinesische Ärzte dosieren für schnelle Wirkung oft sehr hoch. Langfristig ist aber weniger mehr!

Himbeerpulver

Ca. 2 Hand voll unreife Himbeeren (Garten oder Markt)

- **Wirkung:** Bei Impotenz, häufigem vorzeitigem Samenerguss oder auch Harninkontinenz helfen unreife Himbeeren, die Sie schon auf Seite 58 kennen gelernt haben.
- Die unreifen Himbeeren in einer warmen, trockenen Pfanne bei mittlerer Hitze rösten – die Wärme stärkt das männliche Yang.
- Mit einem Wiegemesser die Himbeeren sorgfältig pulverisieren und noch einmal zum völligen Trocknen auf einem Tuch ausbreiten.
- Von dem fertigen Pulver täglich 1 TL auf nüchternen Magen einnehmen. Diese Kur möglichst lange fortsetzen.
- **Tipp:** Wie Sie an unreife Himbeeren kommen können, lesen Sie in dem Rezept auf Seite 58.

Tee mit »kleinem Ginseng«

30 g Radix Codonopsitis ▪ 5 »rote Datteln« (Asienladen)

- **Wirkung:** Da echter Ginseng nicht ganz billig ist, verwenden viele Chinesen stattdessen gern den so genannten »Bastard-Ginseng«. Er ist gelegentlich recht günstig im Asienladen erhältlich.

Die Codonopsis-Wurzel (Wurzel der Tigerglocke, einer wunderhübschen Verwandten unserer Glockenblume) wirkt bei Schwäche und Herzklopfen, sie regt den erlahmten Stoffwechsel wieder an. Sie wird höher dosiert als echter Ginseng und wirkt sehr gut bei Energielosigkeit, Nervosität, Herzklopfen und schlecht funktionierendem Stoffwechsel. Bei Potenzproblemen und Wechseljahrsbeschwerden sollten Sie allerdings beim echten Ginseng bleiben oder sich Rat bei Fachleuten holen. Die Chinesische Medizin kennt noch Dutzende weitere Stärkungsmittel!

- Die Zutaten mit 1/2 l Wasser 20 Min. lang kochen und abseihen. Den Tee im Laufe eines Tages trinken.
- Setzen Sie die Kur mindestens 1 Woche lang fort.

Astragalus-Tee mit »roten Datteln«

20 g Astragalus membranaceus ▪ 5 »rote Datteln« (Asienladen)

- **Wirkung:** Stärker anregend als Ginseng und Bastard-Ginseng wirkt Astragalus. Da er besonders die Yang-Kräfte stärkt, sollte er mit Yin-stärkenden Zutaten, wie zum Beispiel »roten Datteln«, ergänzt werden. Der folgende Tee verhilft Ihnen bei starkem Energiemangel und Infektanfälligkeit in kurzer Zeit zu neuer Energie.
- Kochen Sie die Zutaten mit 1/2 l Wasser 20 Min., dann seihen Sie den Tee ab. Trinken Sie ihn im Laufe eines Tages.
- Setzen Sie die Anwendung 1 Woche lang fort.

Ginsengwurzel ist ein uraltes Heilmittel, das sich bei unzähligen Beschwerden bewährt hat und auch vorbeugend und allgemein stärkend wirkt.

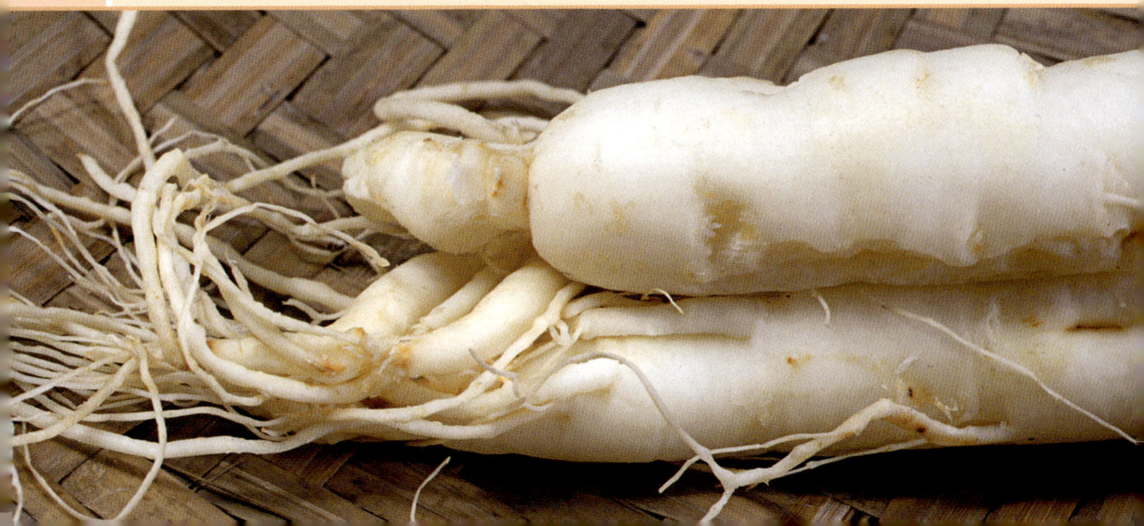

Zum Nachschlagen

Bücher, die weiterhelfen

› **Bander, Ratziel:** *Hsin Tao. Der sanfteste Weg zu Gesundheit und langem Leben.* Lotos Verlag

› **Beinfield, Harriet; Korngold, Efrem:** *Traditionelle Chinesische Medizin. Grundlagen – Typenlehre – Therapie.* dtv

› **Fahrnow, Ilse-Maria und Jürgen; mit Günther Sator:** *Mit Yin & Yang im Gleichgewicht. Die 5-Elemente-Küche.* Gondrom Verlag

› **Krautwald, Ulja:** *Die Geheimnisse der Kaiserin. Fernöstliche Strategien für Frauen.* Piper Verlag

› **Lao Tse:** *Tao Te King.* Hugendubel Verlag

› **Li, Christine; Krautwald, Ulja:** *Der Weg der Kaiserin. Geheimnisse weiblicher Lust und Macht.* Scherz Verlag

› **Li, Christine; Krautwald, Ulja:** *Donner, Wind und Berg: Die acht chinesischen Persönlichkeitstypen und das Geheimnis männlicher Potenz.* Scherz Verlag

› **Ody, Penelope:** *Chinesische Kräuter. Geheime Künste.* Taschen Verlag

› **Thi Chau, Nguyen; Behrendt, Frank:** *Kategorisierung von Nahrungsmitteln entsprechend der traditionellen chinesischen Medizin (TCM).* Medizinisch Literarische Verlagsgesellschaft

› **Hornfeck, Susanne; Ma, Nelly:** *Chinesische Hausmittel. Heilwissen aus dem Reich der Mitte.* dtv

Bücher aus dem GRÄFE UND UNZER VERLAG, München

› **Bodensteiner, Susanne:** *Asia-Kompass*

› **Carewicz, Daniel Boris; Carewicz, Dr. med. Otmar:** *Nie wieder rauchen! So schaffen Sie es sicher*

› **Dickhaut, Sebastian; Schinharl, Cornelia:** *Asian Basics. Alles, was man braucht für Yin und Yang in der Küche*

› **Fahrnow, Dr. med. Ilse-Maria; Fahrnow, Jürgen:** *Fünf Elemente Ernährung*

› **Friedrich, Andreas W.:** *Tai Ji Quan* (Buch mit CD)

› **Gensler, Petra:** *Kinesiologie. Stressabbau durch Energiebalance* (Buch mit CD)

› **Grünwald, Dr. Jörg; Jänicke, Christof:** *Grüne Apotheke. Selbstbehandlung mit pflanzlichen Heilmitteln und -tees*

› **Hainbuch, Dr. Friedrich:** *Progressive Muskelentspannung* (Buch mit CD)

› **Kührt, Christiane; Kessler, Nicola:** *Jin Shin Jyutsu. Schnelle Selbsthilfe durch sanfte Berührung*

› **Lackinger Karger, Dr. med. Ingeborg:** *Wechseljahre. Wohlbefinden, Balance, Ausstrahlung*

› **Langen, Prof. Dr. med. Dietrich; Mann, Prof. Dr. med. Karl:** *Autogenes Training*

› **Lang-Reeves, Irene; Villinger, Thomas:** *Beckenboden. Das Training für mehr Energie* (Buch mit CD)

› **Lindinger, Karin:** *Lass los und ... gewinne! Wie Sie falsche Vorstellungen aufgeben und reich dafür belohnt werden*

› **Mannschatz, Marie:** *Meditation. Mehr Klarheit und innere Ruhe* (Buch mit CD)

› **Mertens, Wilhem, Oberlack, Helmut:** *Qigong. Entspannt, gelassen und hellwach* (Buch mit CD)

› **Sator, Günther:** *Feng Shui. Die Kraft der Wohnung entdecken und nutzen*

› **Schinharl, Cornelia:** *Chinesisch kochen einfach gut*

› **Trökes, Anna:** *Yoga zum Entspannen* (Buch mit CD)

› **Wagner, Dr. Franz:** *Akupressur – Heilung auf den Punkt gebracht*

› **Wagner, Dr. Franz:** *Reflexzonen-Massage*

Adressen, die weiterhelfen

› **Deutsche Gesellschaft für Traditionelle Chinesische Medizin**
Karlsruherstr. 12
69126 Heidelberg
Tel: 06221-374 546
E-Mail: info@dgtcm.de
www.dgtcm.de

› **Zentralverband der Ärzte für Naturheilverfahren und Regulationsmedizin e. V. (ZÄN)**
Promenadenplatz 1
72250 Freudenstadt
www.zaen.org

› **Förderverein Chinesische Medizin in Deutschland e. V.**
c/o Klinik am Steigerwald
Waldesruh
97447 Gerolzhofen
Tel.: 09382-949 230
E-Mail: info@tcmforschung.de
Unter anderem Infos über neue wissenschaftliche Erkenntnisse auf der Grundlage Chinesischer Medizin

Internetadressen

› **www.zinnoberfluss.de**
Informationen für die Leserinnen von Christine Li und Ulja Krautwald

› **www.bodenschatz-li.de**
Die Homepage der Autorin

› **www.tcm-apo.de**
Arbeitsgemeinschaft deutscher TCM-Apotheken
Unter anderem eine Liste von Apotheken in Deutschland, über die chinesische Kräuter und Heilmittel bestellt werden können

› **www.chinafokus.de**
Viele interessante China-Links, in der Rubrik »Branchen« auch eine Liste von Apotheken, über die Sie chinesische Kräuter und Heilmittel beziehen können

› **www.chinamed.ch**
Interessante Infos und Adressen schweizerischer Zentren für Chinesische Medizin

Sachregister

Register der Rezepte und Anwendungen

Register der Beschwerden

Impressum

Programmleitung: Ulrich Ehrlenspiel

Redaktion: Silvia Herzog

Lektorat: Barbara Kohl

Bildredaktion: Henrike Schechter

Umschlaggestaltung und Innenlayout: independent Medien-Design

Herstellung: Petra Roth

Satz: Dorothee Griesbeck, Die Buchmacher, München

Lithos: Repro Ludwig, Zell am See

Druck: Appl, Wemding

Bindung: Sellier, Freising

Fotoproduktion: Studio L'Eveque, Harry Bischof; Styling: Tanja Bischof

Dank

Einen herzlichen Dank an Frau Britt Küppers von KULTPUR in München (Humboldstr. 8), die uns Ihre China-Requisiten zu einem reduzierten Leihware-Preis zur Verfügung stellte.

Weitere Fotos: Corbis: S. 13 (Nr. 4), 18, 22, 88; Digital Vision: S. 17, 117; Getty: S. 2 re., 4, 6, 13 (Nr. 1, 3), 28, 42, U3 li.; GU: S. 86 (J. Rickers), U4 re. (M. Wagenhan); IFA-Bilderteam: S. 102; Jump: U2/S. 1, 3 re., 8, 32, 46, 58, 91; Lavendelfoto: S. 119; Mauritius: S. 2 li., 13 (Nr. 5), 15, 24, 34, 50, 54, 60, 70, 115, 128, U3 re.; Panther Media: S. 44, 74; Picture Press: S. 13 (Nr. 2); Stock Food: S. 27, 56, 65, 81, 83, 99, 111; Teubner: S. 85

Die GU-Homepage finden Sie unter www.gu-online.de

Umwelthinweis:

Dieses Buch wurde auf chlorfrei gebleichtem Papier gedruckt. Um Rohstoffe zu sparen, haben wir auf Folienverpackung verzichtet.

ISBN (10) 3-8338-0212-X
ISBN (13) 978-3-8338-0212-6

Auflage	5.	4.	3.	2.	1.
Jahr	2010	09	08	07	06

Wichtiger Hinweis

Die Gedanken, Methoden und Anregungen in diesem Buch stellen die Erfahrungen bzw. die Meinung der Autorin dar. Sie wurden von ihr nach bestem Wissen erstellt und mit größtmöglicher Sorgfalt geprüft. Weder Autorin noch Verlag können für eventuelle Nachteile oder Schäden, die aus den im Buch gegebenen praktischen Hinweisen resultieren, eine Haftung übernehmen.

DAS ORIGINAL MIT GARANTIE

Ihre Meinung ist uns wichtig. Deshalb möchten wir Ihre Kritik, gerne aber auch Ihr Lob erfahren. Um als führender Ratgeberverlag für Sie noch besser zu werden. Darum: Schreiben Sie uns! Wir freuen uns auf Ihre Post und wünschen Ihnen viel Spaß mit Ihrem GU-Ratgeber.

Unsere Garantie: Sollte ein GU-Ratgeber einmal einen Fehler enthalten, schicken Sie uns das Buch mit einem kleinen Hinweis und der Quittung innerhalb von sechs Monaten nach dem Kauf zurück. Wir tauschen Ihnen den GU-Ratgeber gegen einen anderen zum gleichen oder einem ähnlichen Thema um.

GRÄFE UND UNZER VERLAG
Redaktion Körper & Seele
Postfach 86 03 25
81630 München
Fax: 089/41981-113
E-Mail: leserservice@graefe-und-unzer.de

GRÄFE UND UNZER

Ein Unternehmen der
GANSKE VERLAGSGRUPPE

Praktisch & fundiert

Besser leben – mit dem Ratgeber Gesundheit

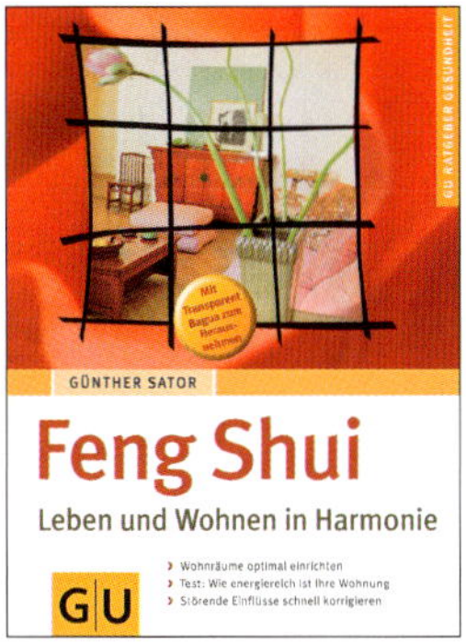

ISBN (10) 3-7742-6429-5
ISBN (13) 978-3-7742-6429-8
128 Seiten

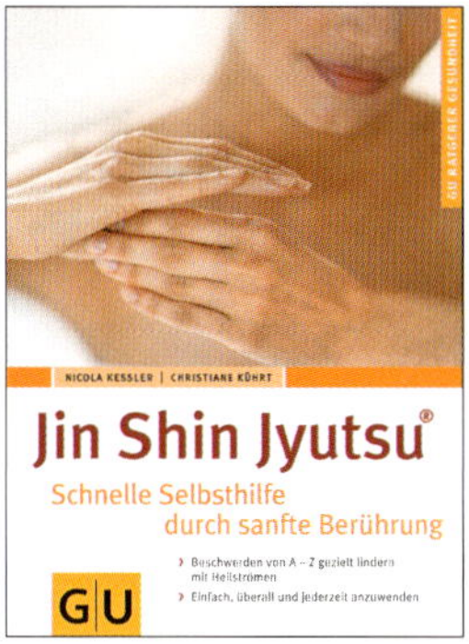

ISBN (10) 3-7742-6740-5
ISBN (13) 978-3-7742-6740-4
128 Seiten

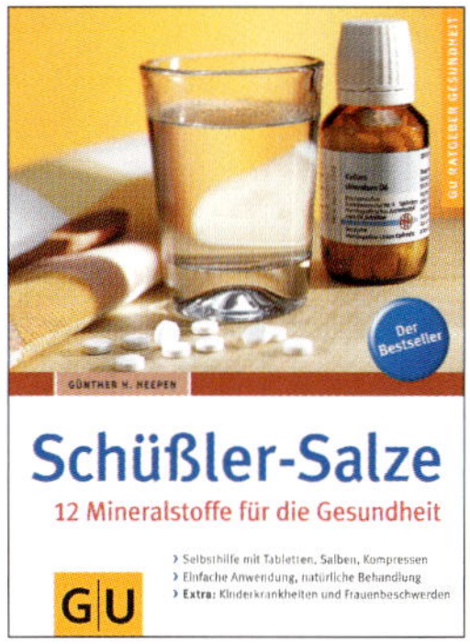

ISBN (10) 3-7742-6431-7
ISBN (13) 978-3-7742-6431-1
128 Seiten

Preis je Band: 12,90 € [D]

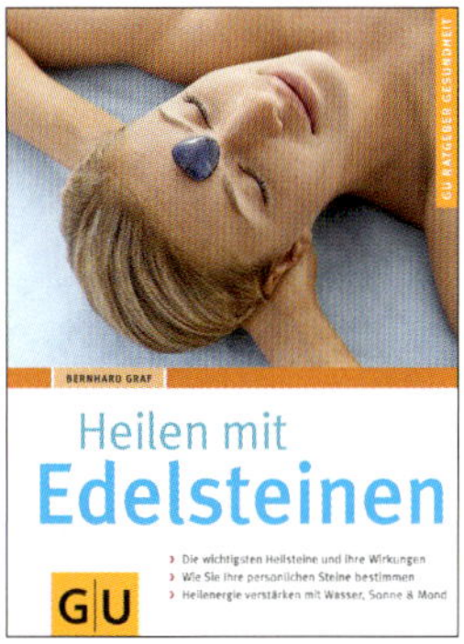

ISBN (10) 3-7742-7694-3
ISBN (13) 978-3-7742-7694-9
128 Seiten

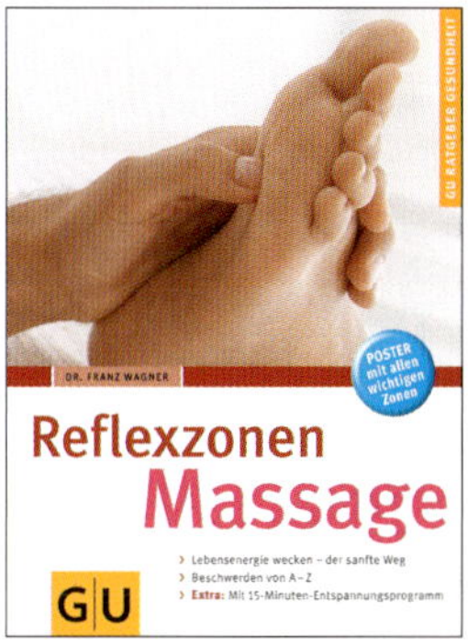

ISBN (10) 3-7742-6690-5
ISBN (13) 978-3-7742-6690-2
128 Seiten

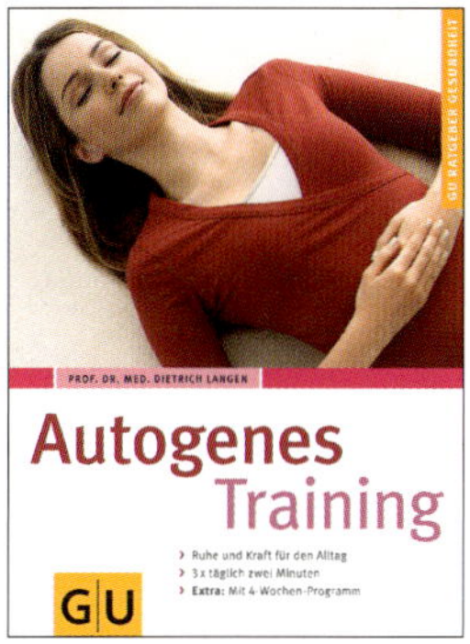

ISBN (10) 3-7742-7416-9
ISBN (13) 978-3-7742-7416-7
128 Seiten

Das macht sie so besonders:

Kompetent – zu jedem Thema ein Top-Experte

Praktisch – zu Hause schnell und sicher umsetzbar

Klar – eingeteilt in Einführung, Praxis und Service

GU

Willkommen im Leben.

Das Wichtigste auf einen Blick

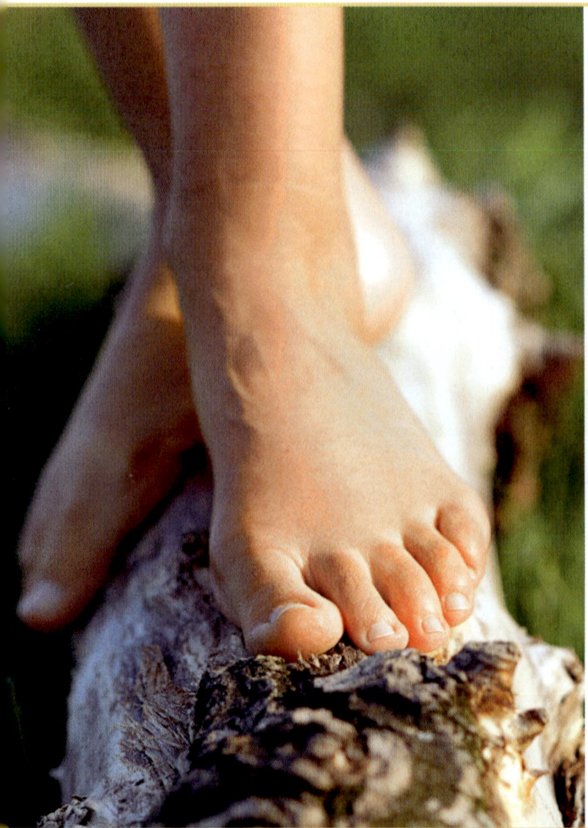

GESUND LEBEN STATT GESUNDHEIT HABEN

Die fünf Elemente Holz, Feuer, Erde, Wasser und Metall, die nach chinesischer Auffassung in uns der Umwelt wirken und unsere Gesundheit entscheidend beeinflussen, werden auch »Wandlungsphasen« genannt. Gesundheit ist kein dauerhafter Zustand, sondern eher ein Mitschwingen in der ständigen Veränderung unserer Umwelt und von uns selbst. Darauf bauen auch die Rezepte in diesem Buch auf.

Gesundheit heißt »in der Mitte« sein, die Harmonie der gegensätzlichen Kräfte Yin und Yang wiederherstellen und unserem Weg, unserer inneren Stimme – dem Dao – folgen.

ELEMENT ERDE – DIE MITTE

Das Element Erde ist für unser Gleichgewicht zuständig und kann alle in uns wirkenden Energien in Balance bringen. Der Erde ist die Körpermitte zugeordnet, und damit spielt sie eine große Rolle beim Thema Ernährung und damit zusammenhängenden Beschwerden.

ELEMENT HOLZ – DAS ZARTE

Hier sind Fantasie, Bewegung und Freiheit am Werk: Das Element Holz steht für die Idee, den schöpferischen Gedanken, der sich wie ein zartes Pflänzchen im Frühling durch die Erde zum Licht durchkämpft. Entsprechend hat das Holz viel mit Beschwerden des Kopfes und des Bewegungsapparates sowie mit der Durchblutung zu tun.